Kokeboken for sunn tarm

100 deilige oppskrifter for et lykkelig og balansert fordøyelsessystem. En omfattende guide til sunn mat i tarmen

Hanna Strand

Copyright materiale ©2023

Alle rettigheter forbeholdt

Ingen del av denne boken kan brukes eller overføres i noen form eller på noen måte uten riktig skriftlig samtykke fra utgiveren og opphavsrettseieren, bortsett fra korte sitater brukt i en anmeldelse. Denne boken bør ikke betraktes som en erstatning for medisinsk, juridisk eller annen profesjonell rådgivning.

INNHOLDSFORTEGNELSE

INNHOLDSFORTEGNELSE	**3**
INTRODUKSJON	**7**
SMOOTHIES	**8**
1. Banan Valnøtt Smoothie	9
2. Appelsinkrem	11
3. Linmaskin	13
4. Morning Mix Smoothie	15
5. Tropicala Smoothie	17
6. Bananbærnøtt	19
7. Grønnsakssmoothie	21
8. Blåbærlykke	23
9. Mint Sjokolade Smoothie	25
10. Kaffesmoothie	27
11. Papaya Smoothie	29
12. Åpne Sesam	31
13. Kokoslime	33
14. Spisskummen Smoothie	35
15. Ring The Bell Smoothie	37
16. The Cabbage Patch Smoothie	39
17. Søt Broco-Cado	41
KJØYER	**43**
18. Kyllingbeinbuljong	44
19. Krydret grunnleggende kyllingbeinbuljong	46
20. Ettermiddag nipper til buljong	48
21. Thai-inspirert nippebuljong	50
22. Ingefær-infundert buljong	52
23. Enkel grønnsaksbuljong	54
24. Miso grønnsaksbuljong	56
25. Velsmakende nipper til grønnsaksbuljong	58
26. Oksebeinbuljong	60
27. Oppgradert Sipping Bone Broth	62

SAFT 64

28. Hold det grønt ... 65
29. Søte Mary ... 67
30. Gi meg en rødbete ... 69
31. Strawberry Lane ... 71
32. Pickup Lime ... 73
33. Health Kicker ... 75
34. Orange Secret Juice ... 77
35. Beet Tørstedrikk ... 79
36. Gulrotopp ... 81
37. Popeye Spinat Punch ... 83
38. Hint Of Mint juice ... 85
39. Secret Spice ... 87
40. Juice Rundt Byen ... 89

VARME OG BEROLENDE DRIKKER 91

41. Golden Milk Latte ... 92
42. Peppermynte varm sjokolade ... 94
43. Nutty Matcha Latte ... 96
44. Chai Latte ... 98
45. Hot Lemon Belly Aid ... 100
46. Sjokolade Appelsin Latte ... 102
47. Infusjon av fersk ingefær ... 104
48. Goji bærinfusjon ... 106
49. Gurkemeie infusjon ... 108
50. Anti-inflammatorisk kakao ... 110
51. Ingefær Kaffe Latte ... 112

KJØLE OG FORFRISKENDE DRIKKER 114

52. Chia Refresher ... 115
53. Chia Twist ... 117
54. Spa-vann ... 119
55. Spirulina Smil ... 121
56. Lemonade med flat mage ... 123

57. Gurkemeie Mint	125
58. Iced Cacao Latte	127

Tonics — 129

59. Lemon Ginger Twist	130
60. Lime Zing	132
61. Beet-Le Juice	134
62. Ananas ingefæreliksir	136
63. Gurkemeie Appelsin	138
64. Sitrusgift	140
65. Fennikeleliksir	142
66. Gurkemeie Gulrot Elixir	144

COCKTAILS OG MOCKTAILS — 146

67. Ingefær Lime Vodka Cocktail	147
68. Tequila ingefær	149
69. Oransje gurkemeie	151
70. Gylden sommerdrøm	153
71. Beet You To It	155
72. Gin ingefær Beet	157
73. Enkel Bloody Mary	159
74. Sitronrosmarin	161

KOMBUCHA — 163

75. Ingefær Kombucha	164
76. Kombucha av bringebær, pære og ingefær	166
77. Root Beer Kombucha	168
78. Ingefær-pære-ananas Kombucha	171
79. Vanilje Kombucha	173
80. Kanel- og nellikkrydret Kombucha	175
81. Mango & Cayenne Kombucha	177
82. Spicy Bloody Mary Kombucha	179
83. Jordbærrose Kombucha	181
84. Fersken Kombucha	183
85. Crisp Eple-Oransje Kombucha	185

86. Lemonade Kombucha	187
87. Blackberry Zinger	189
88. Granateple Kombucha	191
89. Blåbær-ingefær Kombucha	193
90. Peach Strawberry Kombucha	195
91. Kirsebær Kombucha	197
92. Drue Kombucha	199
93. Açai Berry Spirulina Kombucha	201
94. Saltet-Grapefrukt Kombucha	203
95. Appelsin Kombucha Juice	205
96. Mandarin Kombucha	207
97. Tranebær Eple Kombucha	209
98. Juniper-Citrus Kombucha	211
99. Blåbær-Lime Kombucha	213
100. Hyllebær-rosehumle Kombucha	215
KONKLUSJON	**217**

INTRODUKSJON

Kokeboken for sunn tarm er din ultimate guide til å oppnå et lykkelig og balansert fordøyelsessystem gjennom deilig og næringsrik mat. Med 100 smakfulle og sunne oppskrifter, er denne kokeboken utviklet for å støtte tarmhelsen og generell velvære.

Hver oppskrift er ledsaget av et vakkert fullfargebilde, som gir deg en sniktitt av de deilige og sunne måltidene du skal lage. Fra tarmvennlige snacks og frokoster til solide middager og desserter, hver oppskrift er nøye laget for å gi næring til tarmen din med sunne ingredienser.

Kokeboken for sunn tarm er mer enn bare en oppskriftsbok. Det er en omfattende guide til sunn mat i tarmen, med informasjon om hvordan du opprettholder et sunt tarmmikrobiom, identifiserer tarmirriterende stoffer og velger sunn mat.

Enten du sliter med tarmproblemer eller bare ønsker å forbedre din generelle helse, er Kokeboken for sunn tarm den ultimate ressursen for å lage deilige og næringsrike måltider som støtter et lykkelig og balansert fordøyelsessystem.

Vi håper at Kokeboken for sunn tarm inspirerer deg til å ta ansvar for tarmhelsen gjennom deilig og næringsrik mat. God matlaging!

SMOOTHIES

1. Banan Valnøtt Smoothie

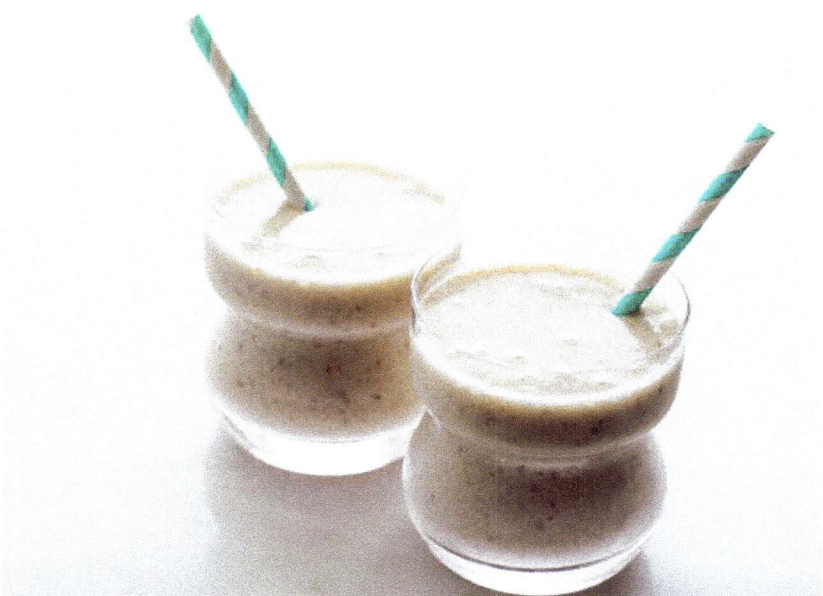

Gjør: 1
½ umoden banan, frossen
½ kopp havremelk
¼ kopp laktosefri yoghurt
5 valnøtter
1 ss hamphjerter
Ett ½-tommers stykke skrelt ingefær
Bland alle ingrediensene i en blender og puré til en jevn masse. Tilsett is, hvis ønskelig.

2. Appelsinkrem

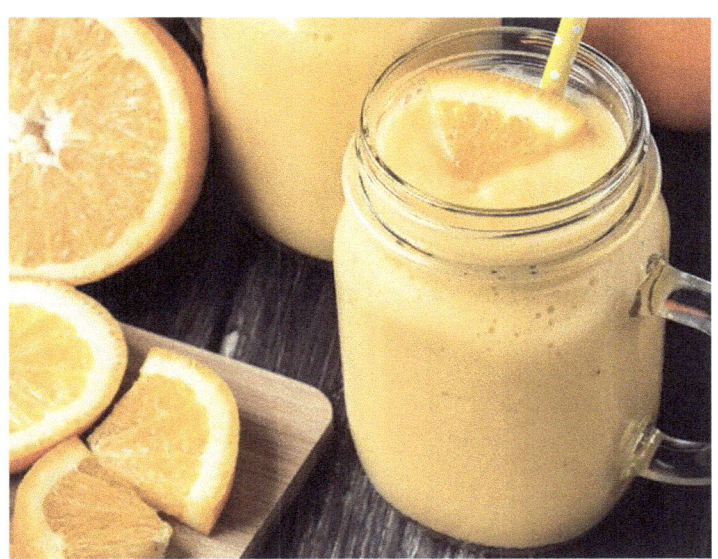

Gjør: 1
1 middels navleappelsin, skrelt
¼ kopp laktosefri kefir
1 ts linfrø
¼ teskje ren vaniljeekstrakt
¼ teskje gurkemeie
4 isbiter

BRUKSANVISNING
Bland alle ingrediensene i en blender og puré til en jevn masse.

3. Linmaskin

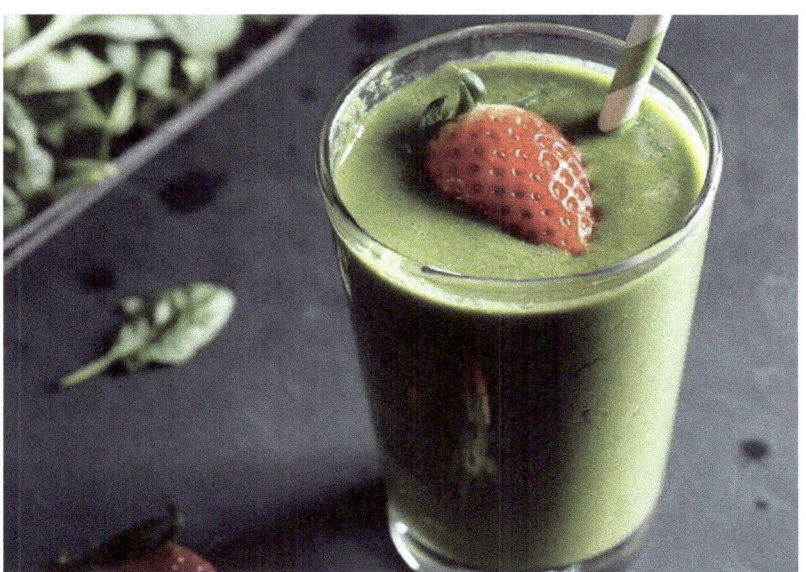

Gjør: 1

- ¼ kopp jordbær
- ½ kopp spinat, godt vasket
- 1 kopp mandelmelk
- 2 ss mandelsmør
- 1 ss linfrø

BRUKSANVISNING
a) Bland alle ingrediensene i en blender og puré til en jevn masse.

4. Morgenmix smoothie

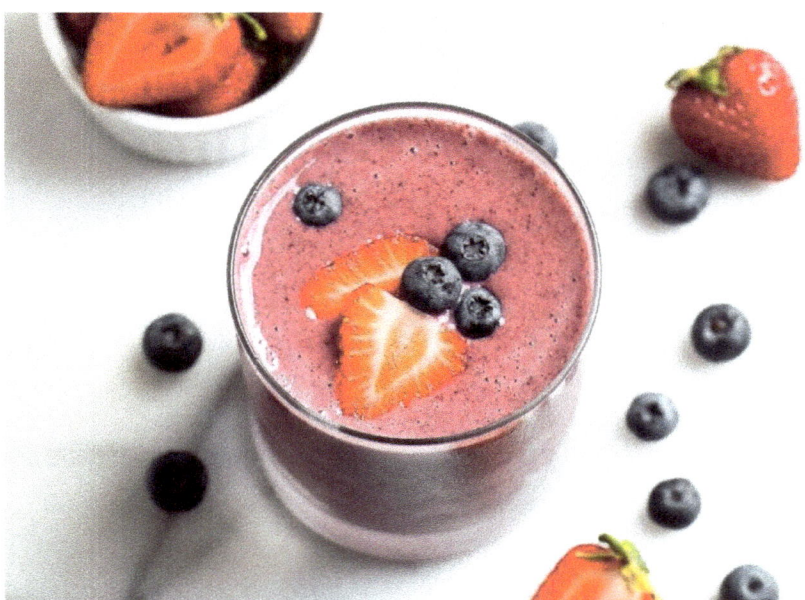

Gjør: 1

1½ kopper vann eller mandelmelk
½ umoden medium banan
10 blåbær
1 ts spirulina
1 skje proteinpulver (valgfritt)
1 kopp spinat, godt vasket
1 ss chia eller linfrø
1 ts matcha pulver
Skive frisk ingefær og/eller gurkemeie

BRUKSANVISNING
Bland alle ingrediensene i en blender og puré til en jevn masse.

5. Tropicala Smoothie

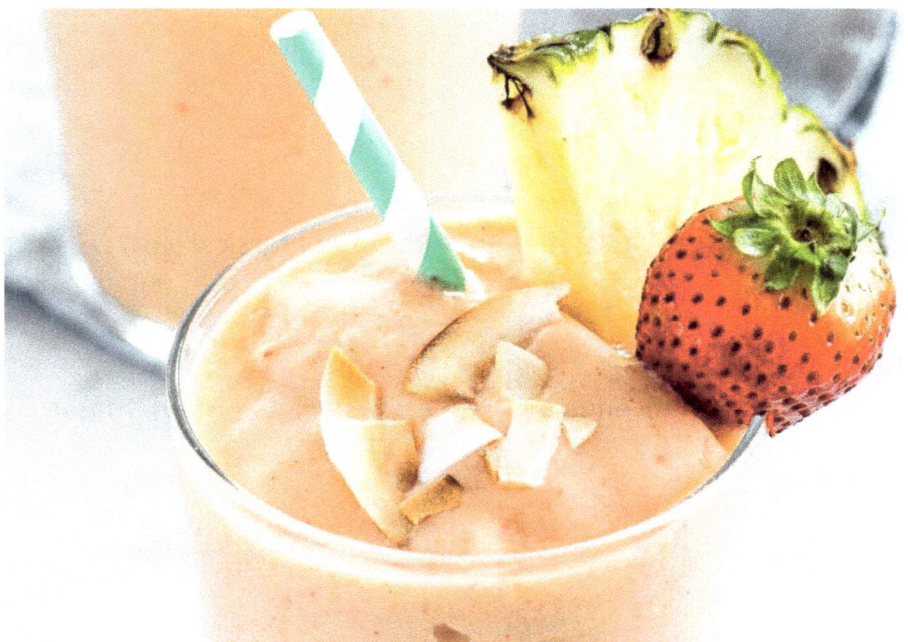

Gjør: 1

½ kopp ananas
½ middels navleappelsin, skrelt
10 mandler
¼ kopp kokosmelk
En ¼-tommers skive fersk ingefær
1 ss fersk sitronsaft
¼ teskje malt gurkemeie eller en ¼-tommers fersk skive
4 isbiter

BRUKSANVISNING
Bland alle ingrediensene i en blender og puré til en jevn masse.

6. Bananbærnøtt

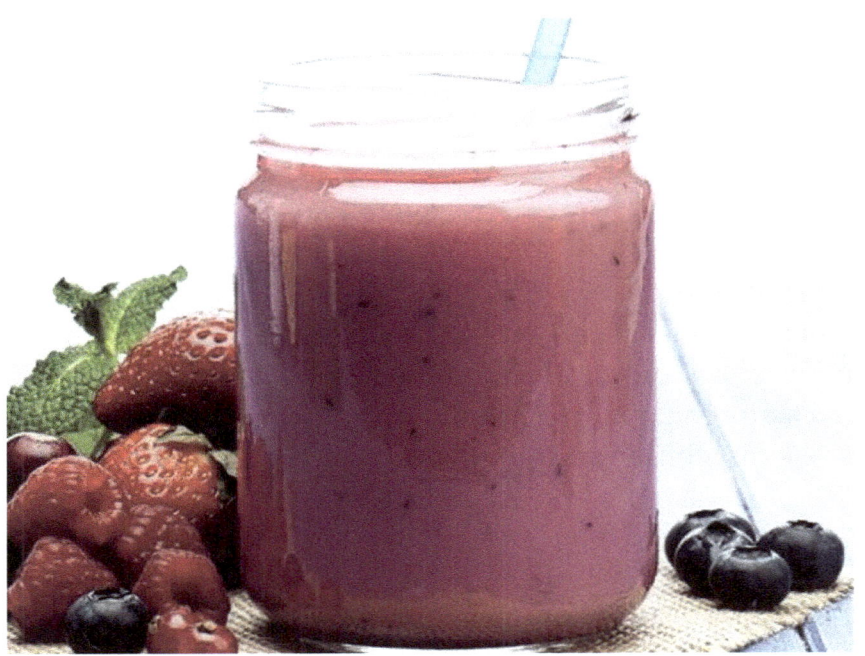

Gjør: 1

Blandede bær: ca 5 jordbær, 10 blåbær
½ umoden medium banan
½ kopp kokosmelk
½ kopp vann
1 ss chiafrø
1 ss mandelsmør

BRUKSANVISNING
Bland alle ingrediensene i en blender og puré til en jevn masse. Hvis du ikke skal drikke dette med en gang, kan det være lurt å tilsette chiafrøene minutter før du drikker, ellers vil de utvide seg og endre konsistensen på smoothien.

7. Grønnsakssmoothie

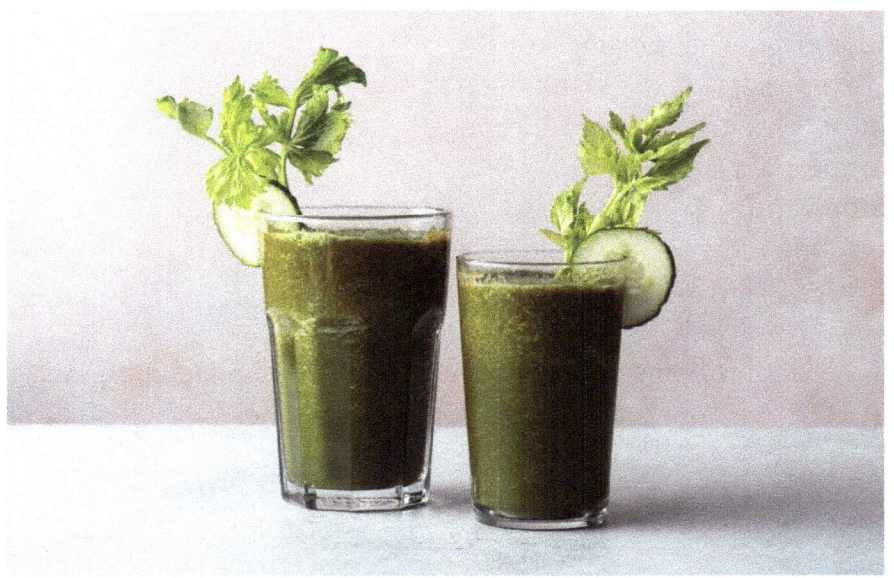

Gjør: 1

⅓ kopp rødbeter
½ middels navleappelsin, skrelt
Ett ½-tommers stykke skrelt ingefær
¼ sitron, skrelt
½ kopp kokosvann
½ kopp vann
⅛ avokado

BRUKSANVISNING
Bland alle ingrediensene i en blender og puré til en jevn masse.

8. Blåbærlykke

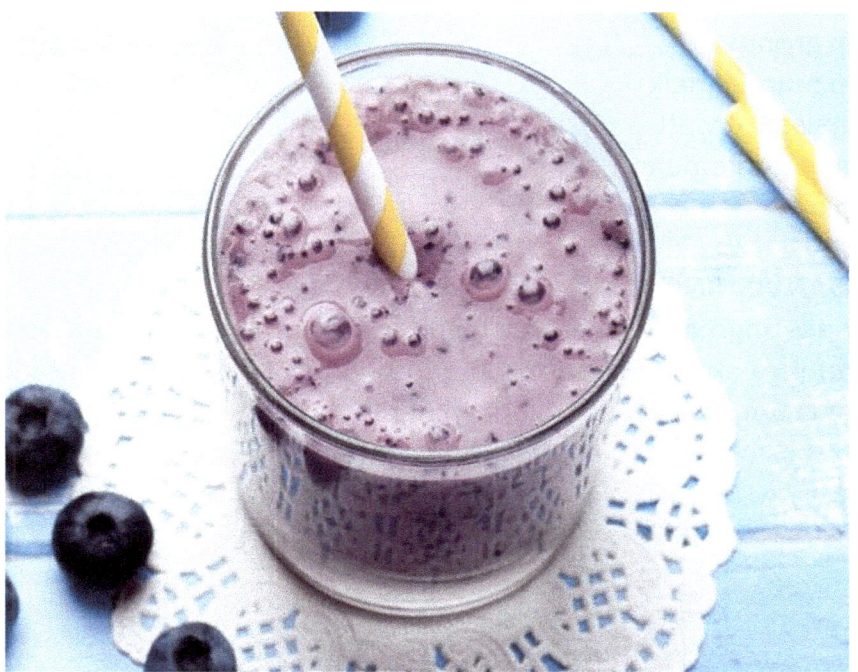

Gjør: 1

½ kopp blåbær, frosne om mulig
1 kopp grønnkål
1 kopp mandelmelk
1 ts fersk sitronsaft
½ ts malt gurkemeie
1 ts chiafrø

BRUKSANVISNING
Bland alle ingrediensene i en blender og puré til en jevn masse. Hvis du ikke skal drikke dette med en gang, kan du vente med å tilsette chiafrøene da det ellers tykner.

9. Mint sjokolade Smoothie

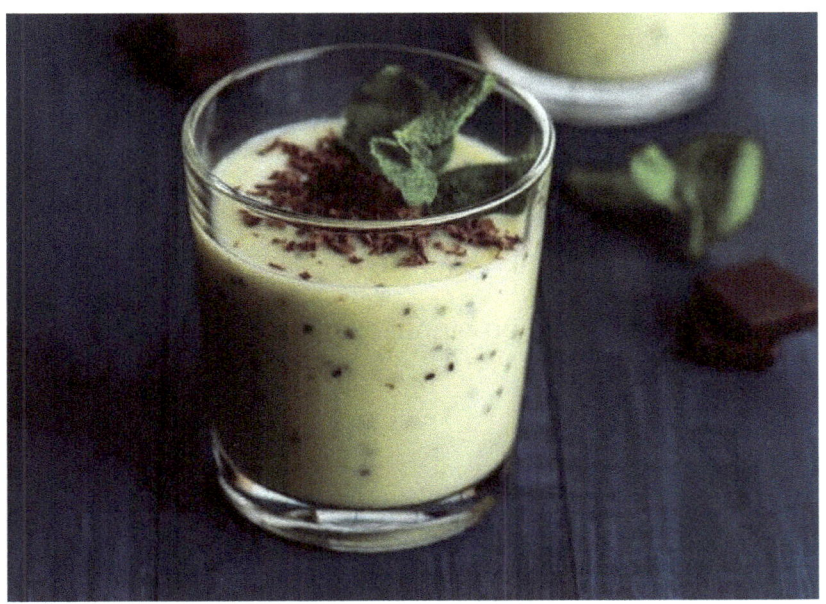

Gjør: 1

- ½ kopp brygget myntete, avkjølt i kjøleskapet
- ½ kopp usøtet mandelmelk
- 2 kopper spinat, godt vasket
- 2 ts usøtet kakaopulver
- 1 ts ren lønnesirup
- 1 ts linfrø

BRUKSANVISNING
a) Bland alle ingrediensene i en blender og puré til en jevn masse.

10. Kaffe Smoothie

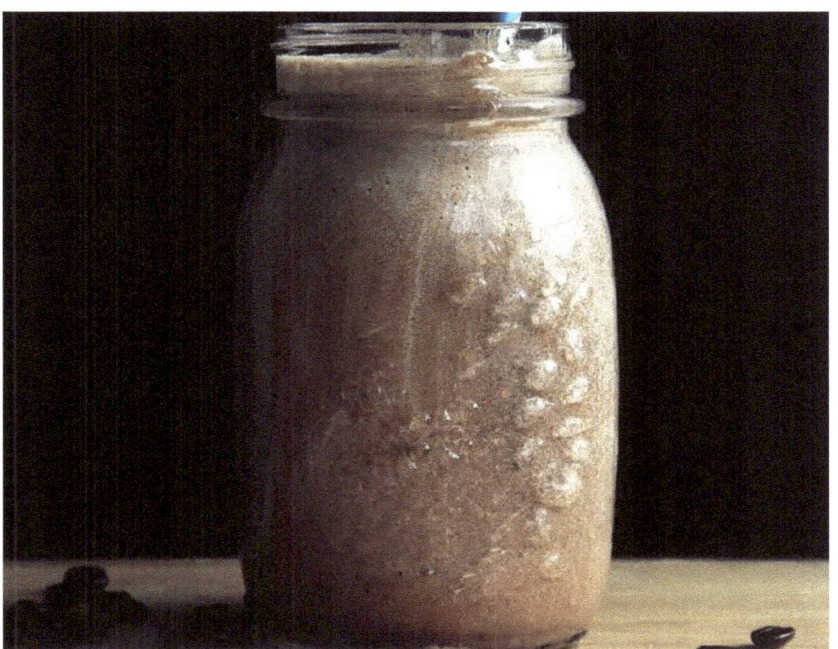

Gjør: 1

½ kopp brygget kaffe
½ hamp melk
½ umoden banan, frossen (valgfritt)
2 ts chiafrø
1 ts kokosolje
1 ts usøtet kakaopulver
½ ts ren vaniljeekstrakt
En håndfull isbiter

BRUKSANVISNING
La kaffen avkjøles i kjøleskapet – eller bruk kaldbrygget kaffe. Bland alle ingrediensene i en blender og puré til en jevn masse.

11. Papaya Smoothie

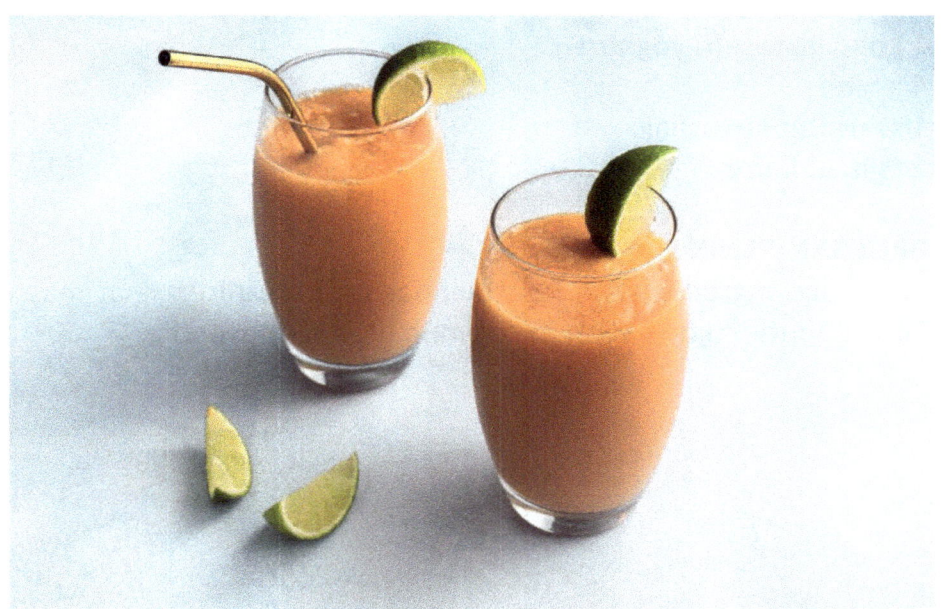

Gjør: 1

½ kopp papayabiter
1 kopp laktosefri yoghurt
4 isbiter
1 ss usøtet kokosflak
1 ts malt linfrø

BRUKSANVISNING
Bland alle ingrediensene i en blender og puré til en jevn masse. Tilsett opptil ½ kopp vann for å tynne ut, om nødvendig.

12. Åpne Sesam

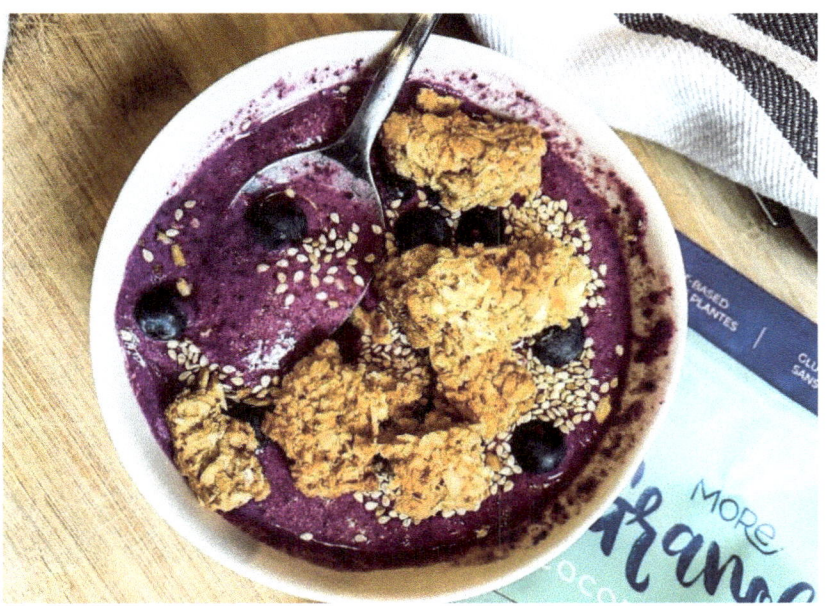

Gjør: 1

½ kopp havremelk eller annen laktosefri melk
½ kopp vann
1 gulrot, grovhakket
½ kopp kokt søtpotet
1 ss tahini
1 ss hampfrø
½ ts malt kanel

BRUKSANVISNING
Bland alle ingrediensene i en blender og puré til en jevn masse.

13. Kokos Lime

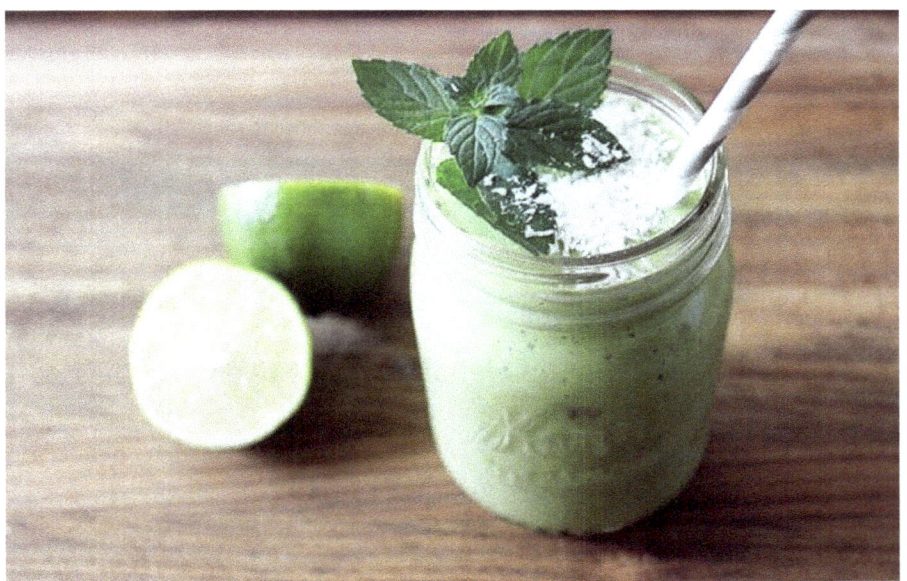

Gjør: 1

½ kopp fersk kokosnøtt
½ kopp kokosvann
1 kopp vann
1 kopp spinat, godt vasket
4 isbiter
Ett ½-tommers stykke skrelt ingefær
½ ts fersk limejuice

BRUKSANVISNING
Bland alle ingrediensene i en blender og puré til en jevn masse.

14. Spisskummen Smoothie

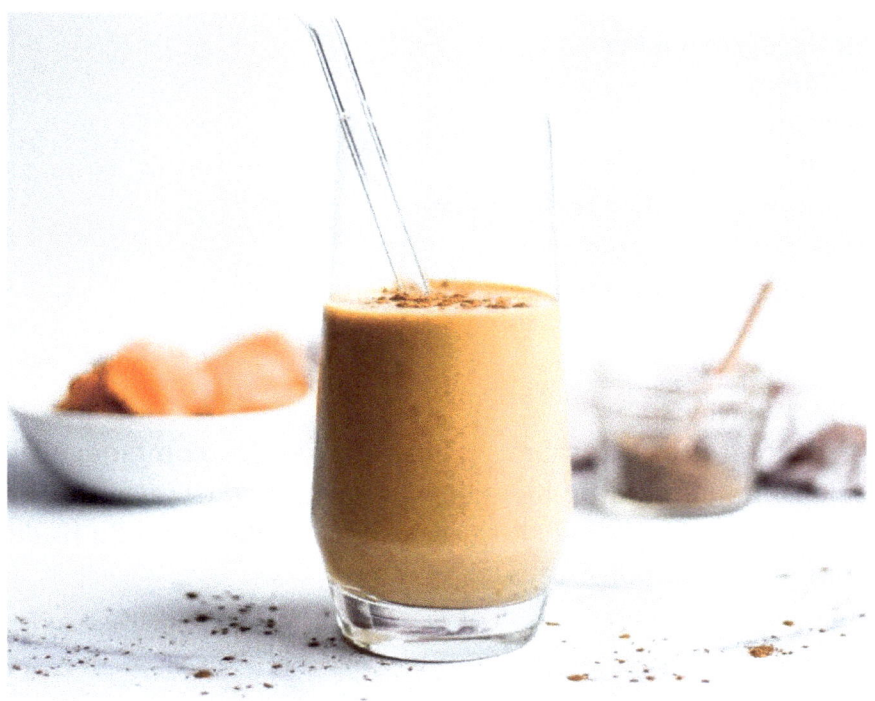

Gjør: 1 TIL 2

½ kopp søtpotetbiter
2 gulrøtter, grovhakket
½ kopp kokosmelk
1 ss hampfrø
1 ts fersk limejuice
Ett ½-tommers stykke skrelt ingefær
¼ teskje malt gurkemeie
Dryss malt spisskummen
½ kopp vann

BRUKSANVISNING

Kok søtpotet på forhånd, om ønskelig. Kombiner alle ingrediensene i en kraftig blender og puré til den er jevn. Det kan være lurt å tilsette vannet til slutt og justere hvor mye du bruker for å oppnå ønsket konsistens.

15. Ring The Bell Smoothie

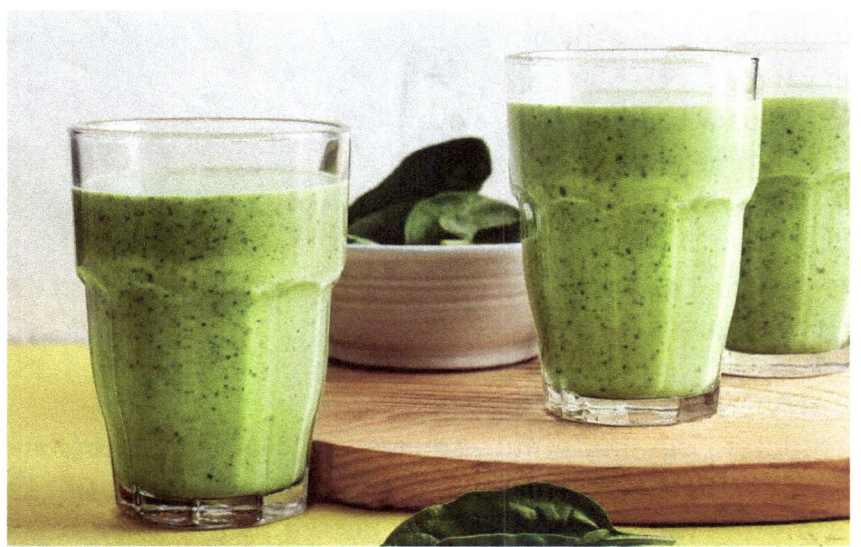

Gjør: 1 TIL 2

¼ kopp søtpotetbiter
¼ kopp butternut squash biter
½ kopp vann
¼ kopp rød paprika med frø og skiver
¼ kopp kokosmelk
¼ kopp brokkoli
2 ts olivenolje
1 ss linfrø eller gresskarkjerner
¼ teskje malt gurkemeie

BRUKSANVISNING

Kok søtpotet og butternut squash på forhånd. Kombiner ingrediensene i en kraftig blender og puré til den er jevn. Det kan være lurt å tilsette vannet til slutt og justere hvor mye du bruker for å oppnå ønsket konsistens.

16. The Cabbage Patch Smoothie

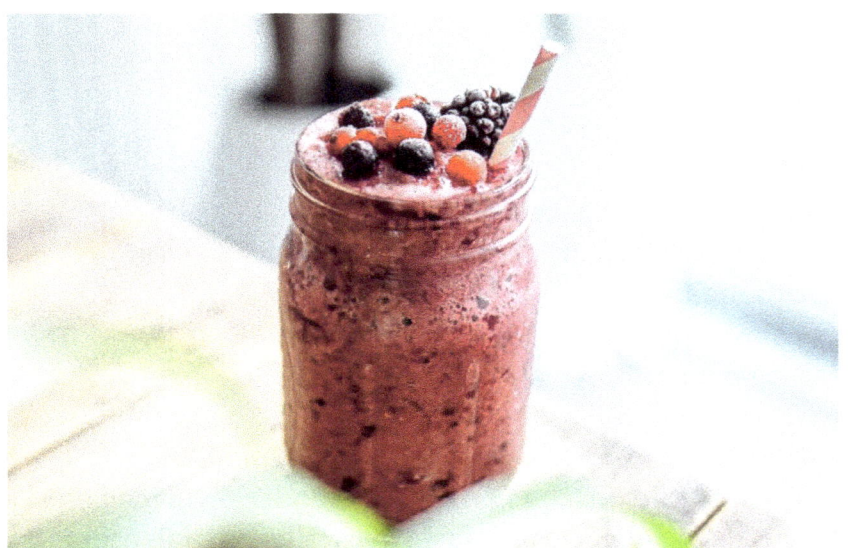

Gjør: 1 TIL 2

¼ kopp vann
½ agurk
½ tomat
½ kopp fersk appelsinjuice
⅛ hode middels rødkål
Grønn del av 1 løkløk, hakket
1 ss hakket fersk basilikum
1 ts eplecidereddik
½ ts fersk sitronsaft
Dryss salt og pepper

BRUKSANVISNING
Kombiner alle ingrediensene i en kraftig blender og la magien skje. Du må kanskje blande dette i faser hvis alle ingrediensene ikke passer med det første. Kålen kan for eksempel ta ekstra plass før den moses.

17. Søt Broco-Cado

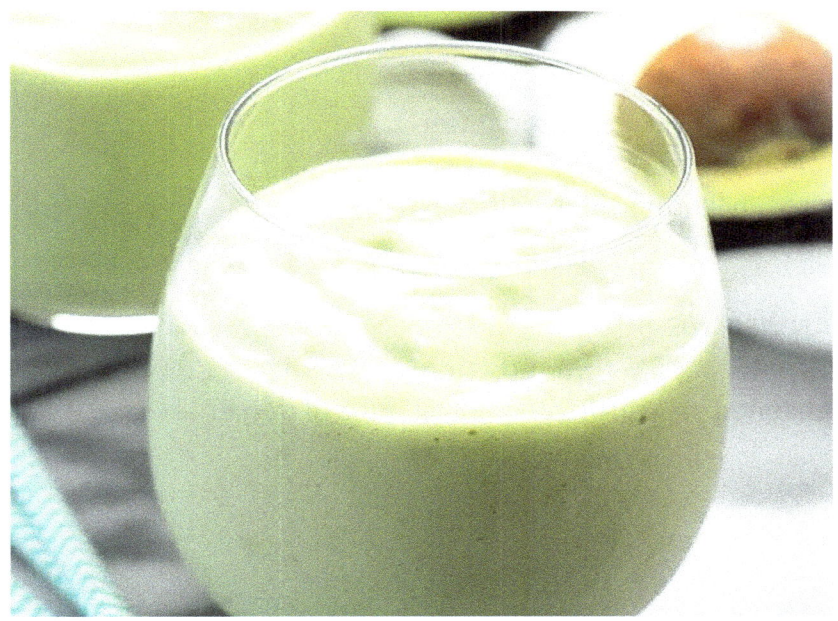

Gjør: 1 TIL 2

½ kopp søtpotetbiter
½ kopp kokosvann
½ kopp vann
Ett ½-tommers stykke skrelt ingefær
4 brokkolibuketter
¼ medium navleappelsin, skrelt
⅛ avokado

BRUKSANVISNING

Kok søtpotet på forhånd, om ønskelig. Kombiner alle ingrediensene i en kraftig blender og puré til den er jevn.

KJØYER

18. Kyllingbeinbuljong

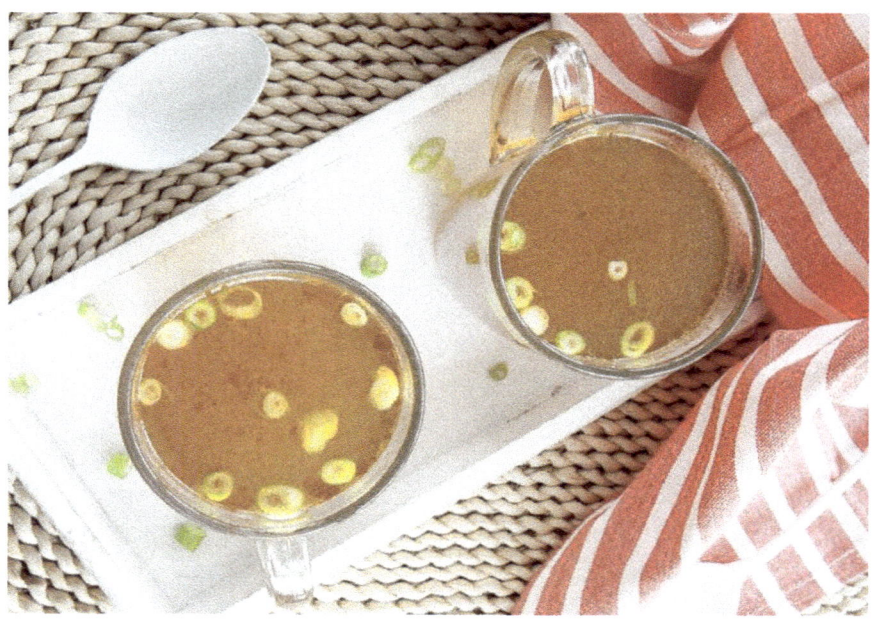

GJØR circa 6 porsjoner

Ca 8 kopper vann
2 ss hvitløk-infundert olje
½ kopp løk, kun grønn del
1 kylling, kuttet i biter
2 gulrøtter, grovhakket
2 pastinakk, grovhakket
1 stangselleri, grovhakket
½ ts salt
5 pepperkorn

BRUKSANVISNING

Tilsett den hvitløksinfunderte oljen i en stor gryte og surr løken over middels varme i 2 til 3 minutter. Tilsett vannet og de resterende ingrediensene og kok over middels høy varme. Når vannet koker, dekk til kjelen og senk varmen til lav koking. Etter 30 minutter fjerner du kyllingen og skjærer av kjøttet, som du kan reservere til annen bruk (f.eks. lage kyllingsalat). Sett beinene tilbake i kjelen og fortsett å koke i ytterligere 1½ til 2½ time eller til de er smakfulle. Når den er ferdig fjerner du bein og grønnsaker. Hell buljongen i en beholder til oppbevaring hvis du ikke bruker den med en gang. Du kan skumme av det øverste laget hvis du ser en. Kjøler du buljongen, vil det stige et lag med fett til overflaten som du kan skumme av før bruk. Du kan bruke denne buljongen til en rekke formål, inkludert nipper alene!

19. Krydret grunnleggende kyllingbeinbuljong

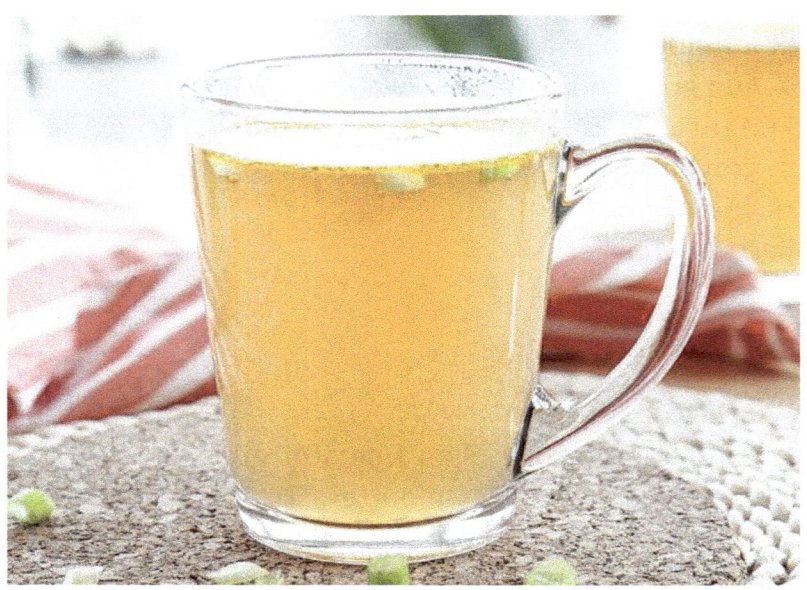

GJØR circa 6 porsjoner

Ca 8 kopper vann
2 pund kyllingbein
Ett 1-tommers stykke skrelt ingefær, i skiver
2 gulrøtter, grovhakket
1 stangselleri, grovhakket
½ ts salt

BRUKSANVISNING

Varm opp vannet i en stor gryte over middels høy varme. Tilsett alle ingrediensene og kok opp. Når vannet koker, dekk til kjelen og senk varmen til lavt koking og kok i 1½ til 2½ time eller til det er smakfullt. Når den er ferdig, fjern og kast bein og grønnsaker. Hell buljongen i en beholder til oppbevaring hvis du ikke bruker den med en gang. Du kan skumme av det øverste laget hvis du ser en. Kjøler du buljongen, vil det stige et lag med fett til overflaten som du kan skumme av før bruk. Du kan bruke denne buljongen til en rekke formål, inkludert nipper alene!

20. Ettermiddag nipper til buljong

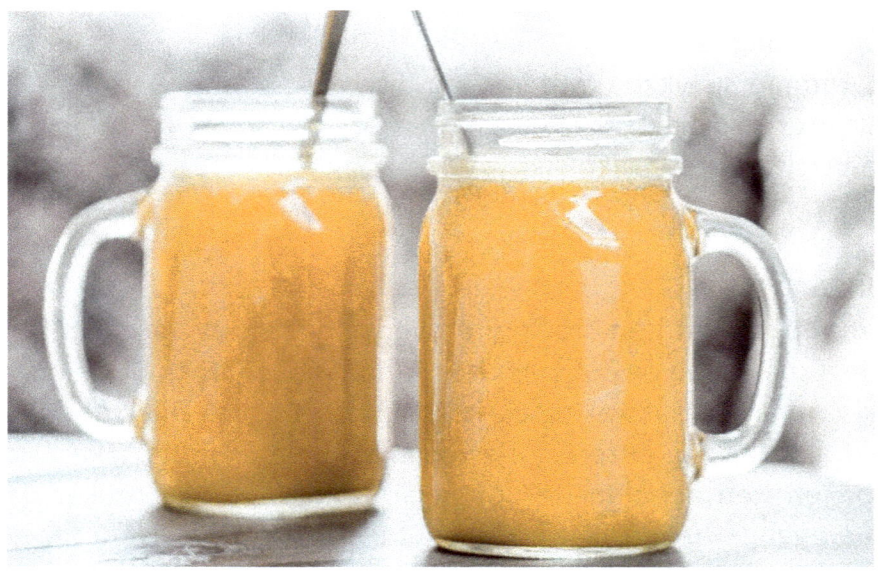

Gjør: 1

- 1 kopp kyllingbeinbuljong
- 1 unse gulrotjuice
- 1 ts eplecidereddik
- ¼ teskje malt gurkemeie
- ⅛ teskje havsalt

BRUKSANVISNING
a) Ha kyllingbeinbuljongen i en liten kjele og varm opp på middels varme.
b) Tilsett alle de andre ingrediensene og rør for å kombinere. Serveres varm.

21. Thai-inspirert nippebuljong

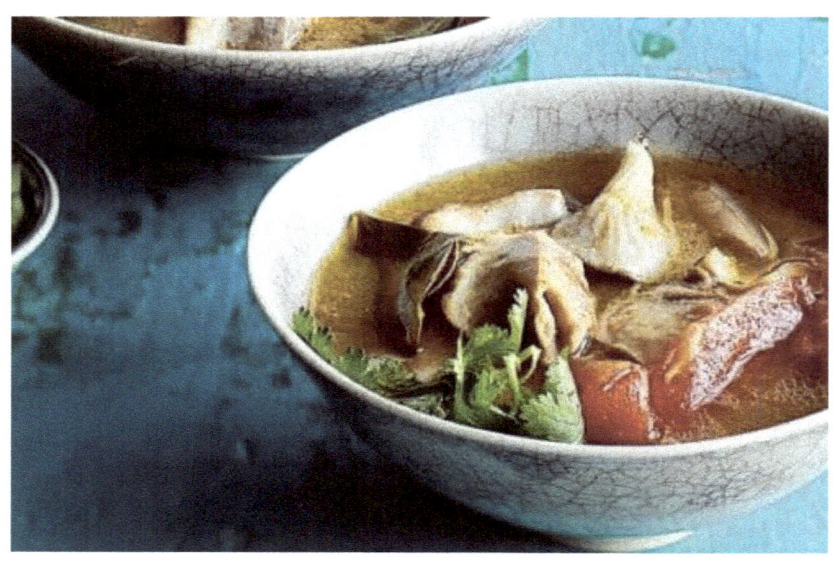

Gjør: 1

- 1 kopp kyllingbeinbuljong
- 2 gram hermetisk kokosmelk
- 1 ts fersk limejuice
- ½ ts karripulver

BRUKSANVISNING
a) Ha kyllingbeinbuljongen i en liten kjele og varm opp på middels varme.
b) Tilsett alle de andre ingrediensene og rør for å kombinere.
c) La småkoke i ca 5 minutter. Serveres varm.

22. Ingefær-infundert buljong

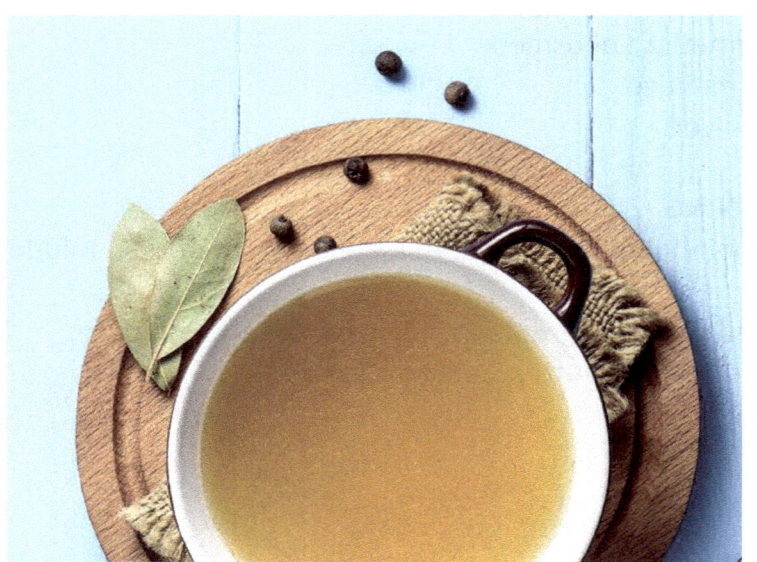

Gjør: 1

- 1 kopp kyllingbeinbuljong
- 2 gram hermetisk kokosmelk
- 1 ts ingefærjuice

BRUKSANVISNING

a) Ha kyllingbeinbuljongen i en liten kjele og varm opp på middels varme.
b) Tilsett alle de andre ingrediensene og rør for å kombinere.
c) La småkoke i ca 5 minutter. Serveres varm.

23. Enkel grønnsaksbuljong

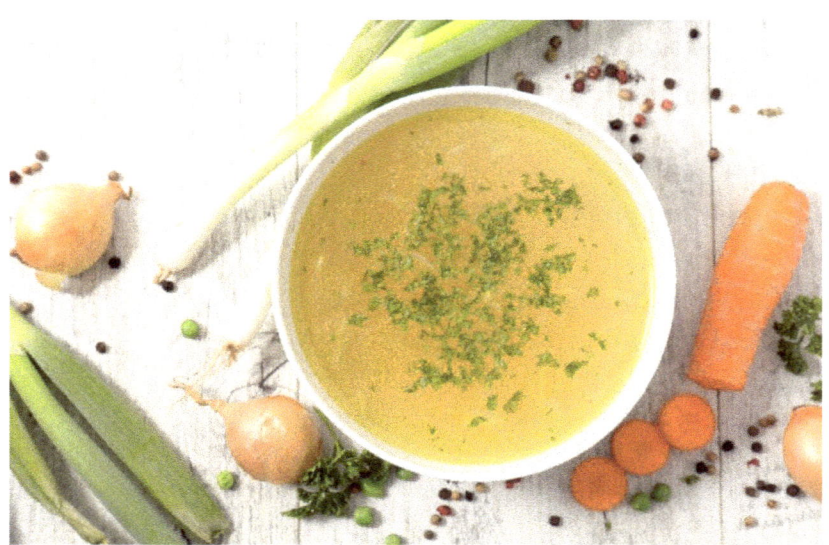

GJØR circa 6 porsjoner

Ca 8 kopper vann
1 kornøre
½ kopp løk, kun grønn del
½ kopp purre, kun grønn del
2 gulrøtter, grovhakket
2 pastinakk, grovhakket
1 middels selleristilk
1 laurbærblad
½ ts salt
¼ ts nykvernet sort pepper
1 ss hvitløk-infundert olje

BRUKSANVISNING
Tilsett den hvitløksinfunderte oljen i en stor gryte og surr løkløken og purregrønnsakene på middels varme i 2 til 3 minutter. Tilsett vannet og de resterende ingrediensene og kok over middels høy varme. Når vannet koker, dekk til kjelen og senk varmen til lav koking. Kok i 1½ til 2½ time eller til den er smakfull. Når den er ferdig, fjern grønnsakene. Hell buljongen i en beholder til oppbevaring hvis du ikke bruker den med en gang. Det vil ikke være noe lag å fjerne som i kylling- og oksebuljongen.

24. Miso grønnsaksbuljong

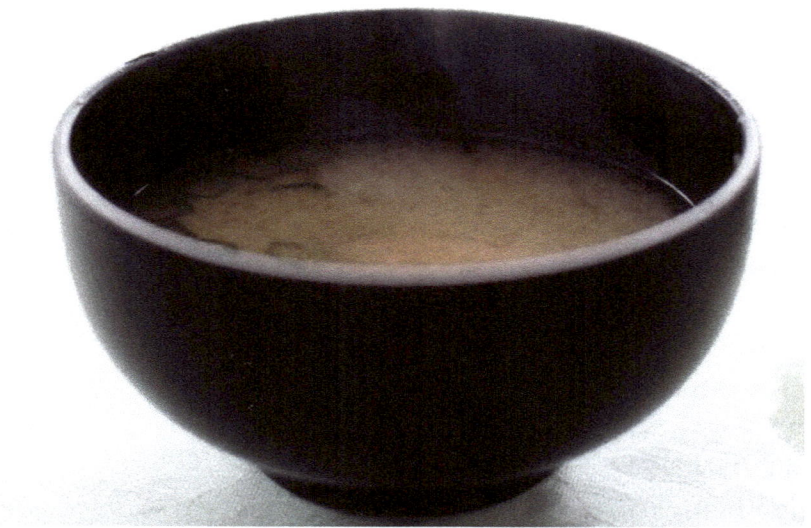

Gjør: 1

- 1 kopp grønnsaksbuljong
- 2 ark nori-tang, skåret i tynne skiver
- 2 ts miso

BRUKSANVISNING
a) Ha grønnsaksbuljongen i en liten kjele og varm opp på middels varme.
b) Tilsett nori og la småkoke i ca 5 minutter.
c) Ta av varmen og rør inn misoen.
d) Serveres varm.

25. Velsmakende nipper til grønnsaksbuljong

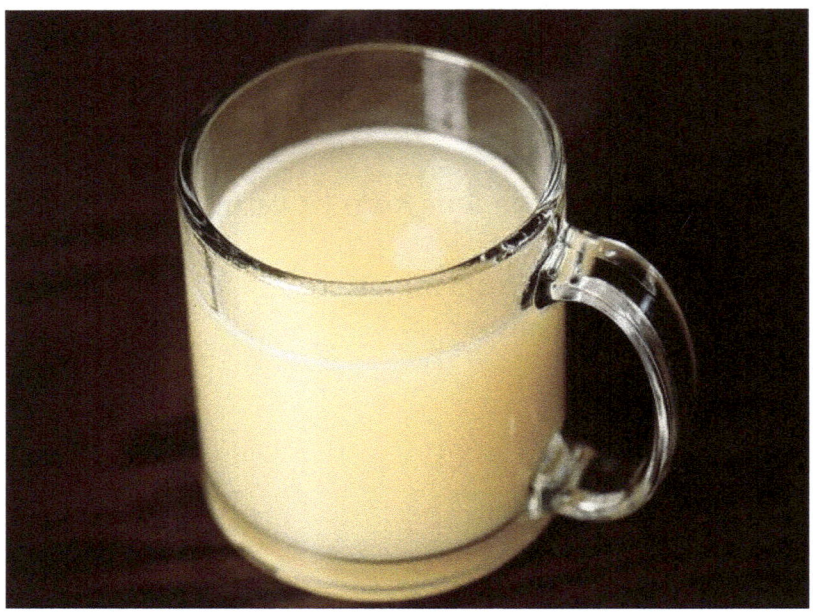

Gjør: 1

- 1 kopp grønnsaksbuljong
- ¼ kopp østerssopp
- 1 ts ristet sesamolje

BRUKSANVISNING

a) Ha grønnsaksbuljongen i en liten kjele og varm opp på middels varme.
b) Tilsett de andre ingrediensene og rør for å kombinere.
c) La småkoke i ca 5 minutter.
d) Serveres varm.
e) Du kan fjerne soppen og reservere til annen bruk eller la den ligge i og nyte som en suppe.

26. Oksebeinbuljong

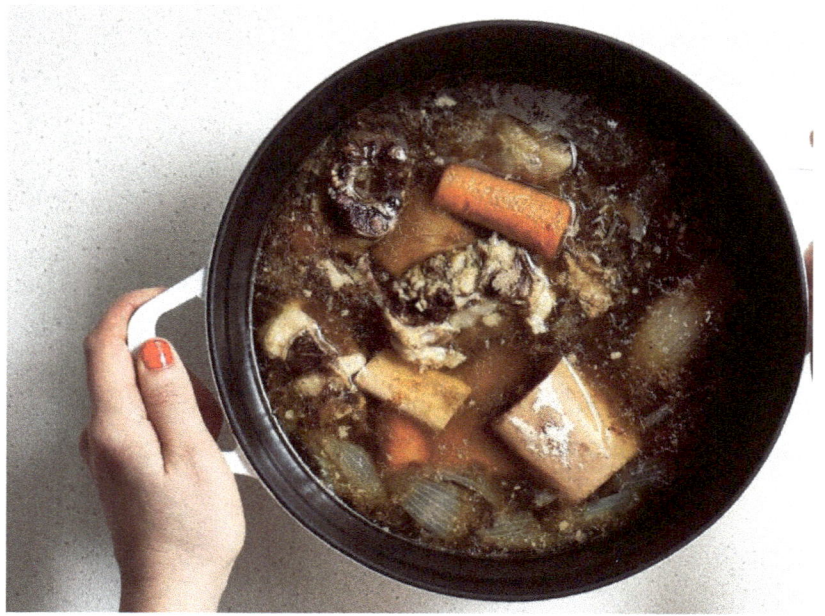

GJØR circa 6 porsjoner

8 kopper vann
2 pund biff bein
2 gulrøtter, grovhakket
1 stangselleri, grovhakket
1 pastinakk, grovhakket
2 laurbærblader
½ ts salt
5 pepperkorn

BRUKSANVISNING
Varm opp vannet i en stor gryte over middels høy varme. Tilsett alle de andre ingrediensene og kok opp. Når vannet koker, dekk til kjelen og sett ned varmen til lav koking. Kok i ca 2 timer. Skum av det øverste laget hvis du ser en. Fjern og kast bein og grønnsaker, la avkjøles og oppbevar i kjøleskapet. Buljongen holder seg i kjøleskapet i ca 3 dager, eller i fryseren i 6 måneder. Hvis du kjøler, vil det stige et lag med fett til overflaten som du kan skumme av før du bruker. Du kan bruke denne buljongen til en rekke formål, inkludert nipper alene!

27. Oppgradert Sipping Bone Broth

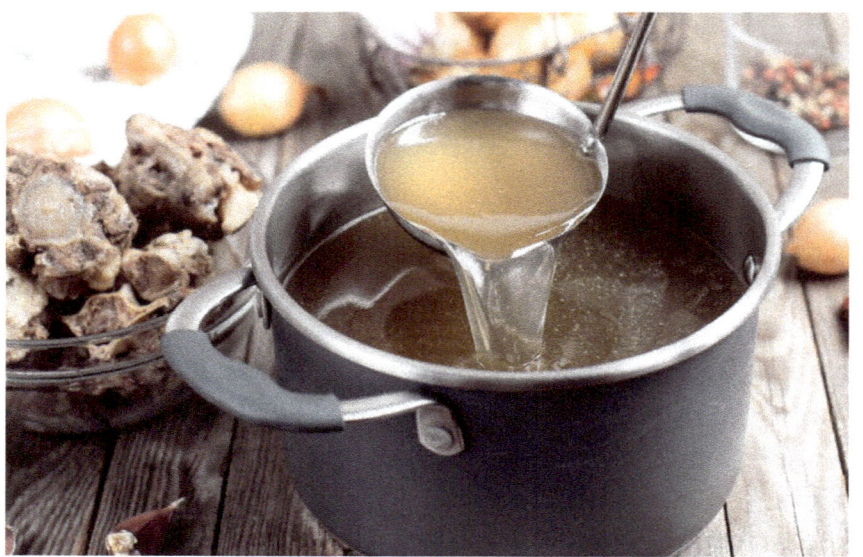

Gjør: 1

- 1 kopp beinbuljong
- 2 gram kokosmelk
- ¼ teskje malt gurkemeie
- 1 ts ingefærjuice
- ½ ts fersk limejuice
- ¼ teskje malt kanel
- ¼ ts malt kardemomme
- En klype cayennepepper
- Klype salt

BRUKSANVISNING

a) Ha beinbuljongen i en liten kjele og varm opp på middels varme.
b) Tilsett alle de andre ingrediensene og rør for å kombinere. Serveres varm.

SAFT

28. Hold det grønt

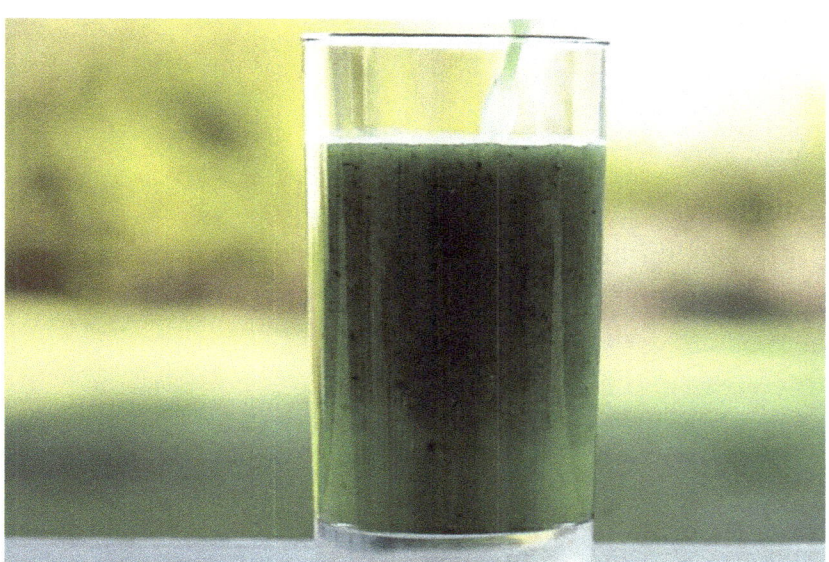

Gjør: 1

2 grønnkålblader
1 agurk
½ lime
1 fennikelstilk

BRUKSANVISNING
Vask og tørk alle ingrediensene. Skrell eller skjær skinnet av limen. Ha alle ingrediensene i en juicer. Hell saften gjennom en sil, om ønskelig.

29. Søte Mary

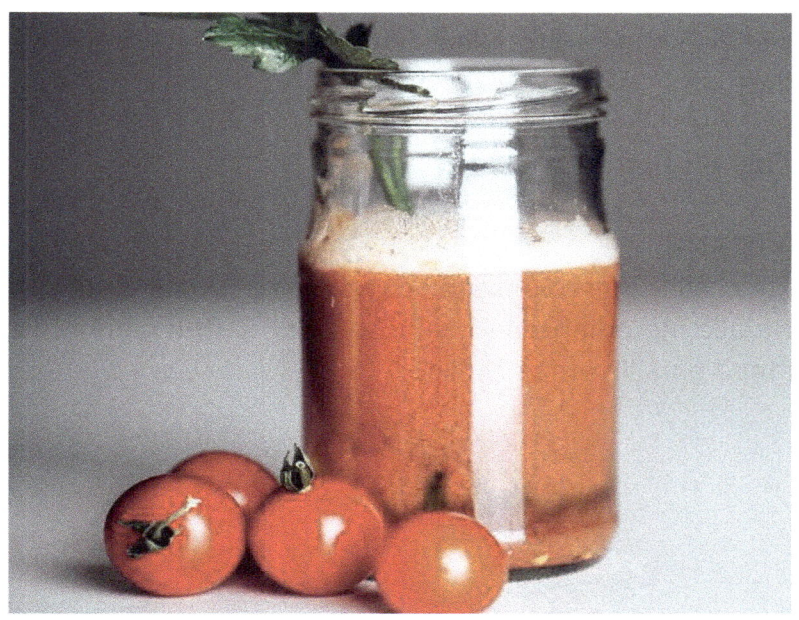

Gjør: 1

1 middels tomat eller ½ kopp tomatjuice
3 gulrøtter eller ½ kopp gulrotjuice
¼ stangselleri
¼ sitron
Persille, til pynt (valgfritt)

BRUKSANVISNING
Vask og tørk alle ingrediensene. Skrell eller skjær skallet av sitronen. Ha alle ingrediensene i en juicer. Hell saften gjennom en sil og pynt med persille om ønskelig.

30. Gi meg en rødbete

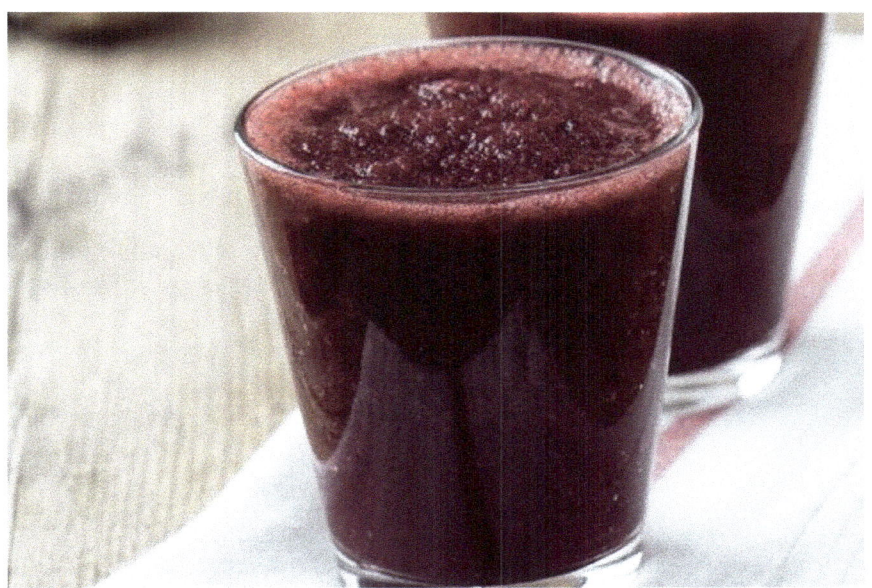

Gjør: 1

1½ gulrøtter
½ appelsin
⅓ kopp rødbeter
Skrelt ingefær på ½ tomme (valgfritt)

BRUKSANVISNING
Vask og tørk alle ingrediensene. Skrell eller skjær skallet av appelsinen. Ha alle ingrediensene i en juicer. Hell saften gjennom en sil, om ønskelig.

31. Strawberry Lane

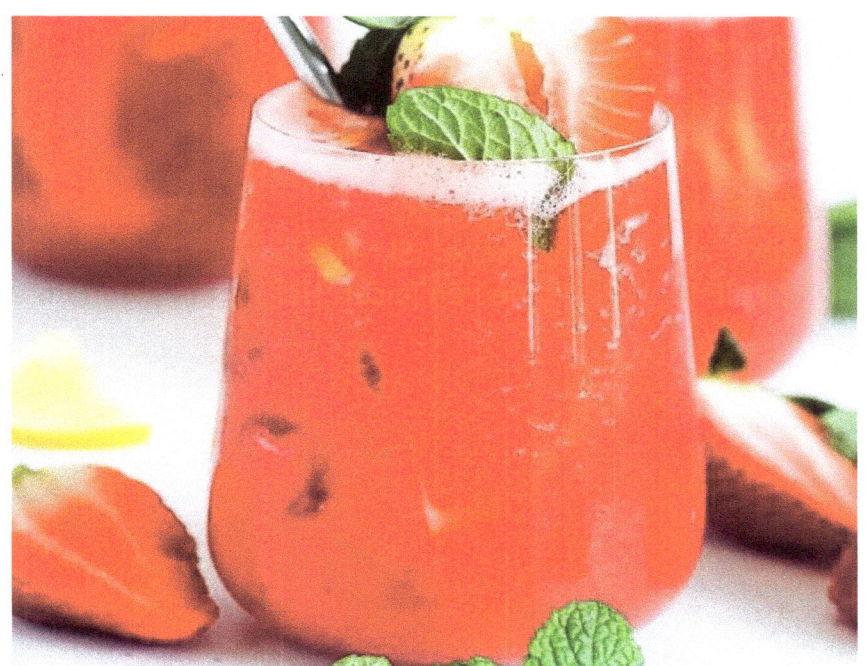

Gjør: 1

4 jordbær, skrellet
⅓ kopp rødbeter
½ sitron
Ett ½-tommers stykke skrelt ingefær

BRUKSANVISNING
Vask og tørk alle ingrediensene. Skrell eller skjær skallet av sitronen. Ha alle ingrediensene i en juicer. Hell saften gjennom en sil, om ønskelig.

32. Pickup Lime

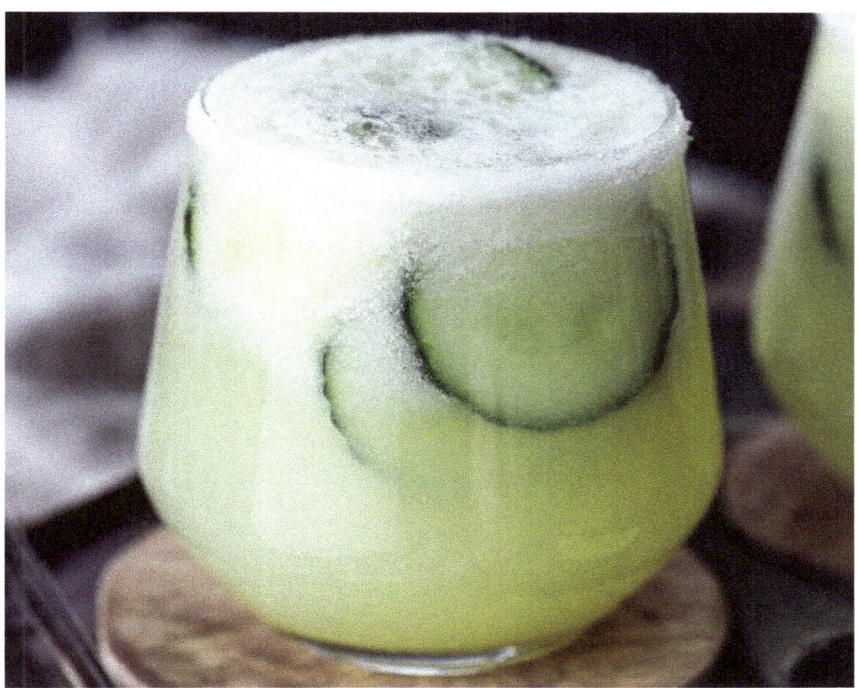

Gjør: 1

⅓ kopp rødbeter
1 agurk
¾ lime

BRUKSANVISNING
Vask og tørk alle ingrediensene. Skrell eller skjær skinnet av limen. Ha alle ingrediensene i en juicer. Hell saften gjennom en sil, om ønskelig.

33. Helse-kicker

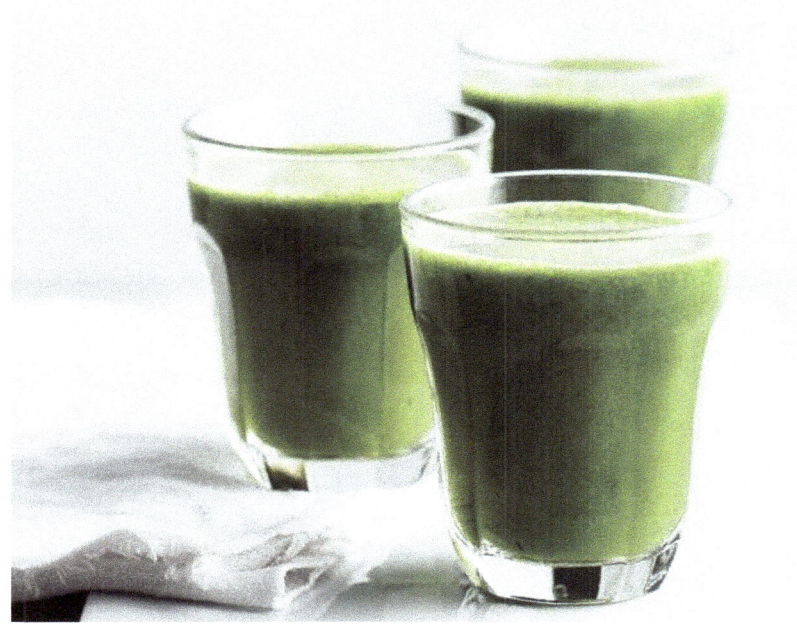

Gjør: 1

3 gulrøtter eller ½ kopp gulrotjuice
½ haug med grønnkål
¼ sitron
Ett ½-tommers stykke skrelt ingefær

BRUKSANVISNING
Vask og tørk alle ingrediensene. Skrell eller skjær skallet av sitronen. Ha alle ingrediensene i en juicer. Hell saften gjennom en sil, om ønskelig.

34. Hemmelig appelsinjuice

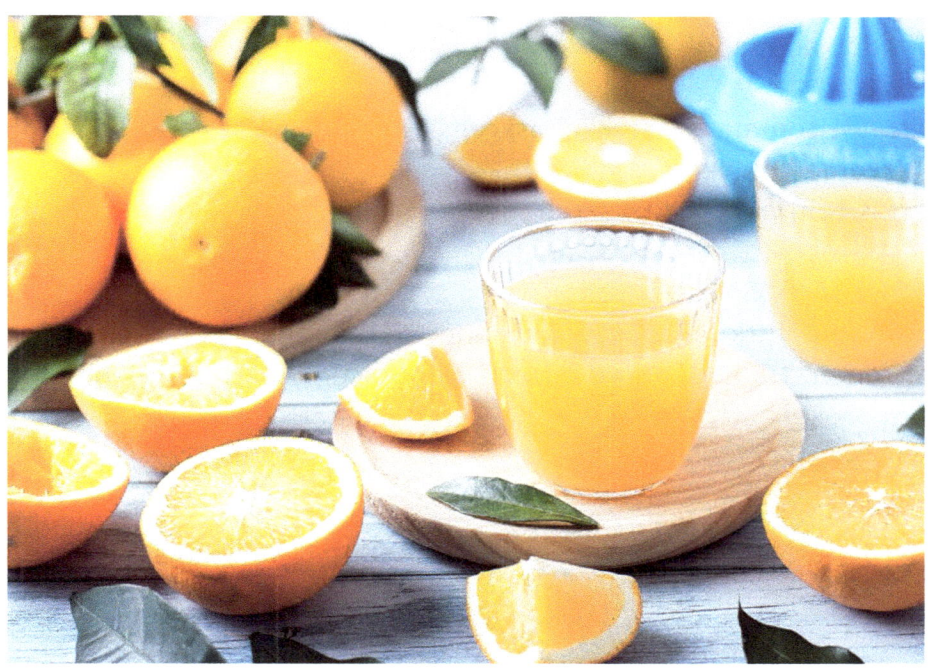

Gjør: 1

2 gulrøtter
½ kopp ananas
½ sitron
Ett ½-tommers stykke skrelt gurkemeie eller ¼ teskje gurkemeiepulver
Ett ½-tommers stykke skrelt ingefær

BRUKSANVISNING
Vask og tørk alle ingrediensene. Skrell eller skjær skallet av sitronen. Ha alle ingrediensene i en juicer. Hell juice gjennom sil om ønskelig. Nyt!

35. Rødbeteslukker

Gjør: 1

⅓ kopp rødbeter
¾ agurk
1 haug med grønnkål
¼ sitron

BRUKSANVISNING
Vask og tørk alle ingrediensene. Skrell eller skjær skallet av sitronen. Ha alle ingrediensene i en juicer. Hell saften gjennom en sil, om ønskelig.

36. Gulrot topp

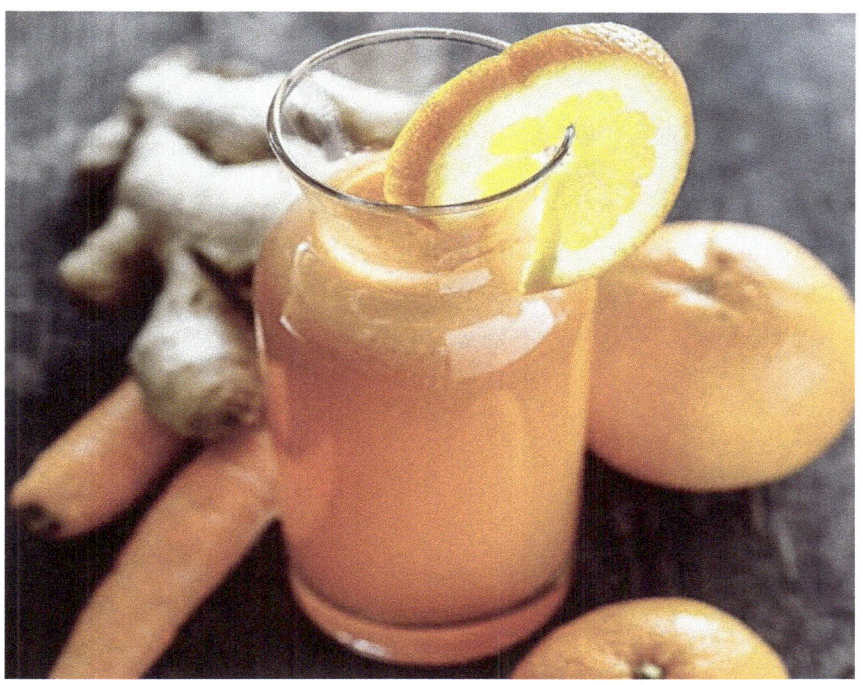

Gjør: 1

½ kopp gulrotjuice (fra ca. 4 gulrøtter)
½ appelsin
¼ lime
Ett ½-tommers stykke skrelt ingefær

BRUKSANVISNING
Vask og tørk alle ingrediensene. Skrell eller skjær skinnet av lime og appelsin. Ha alle ingrediensene i en juicer. Hell saften gjennom en sil, om ønskelig. Nyt!

37. Popeye Spinat Punch

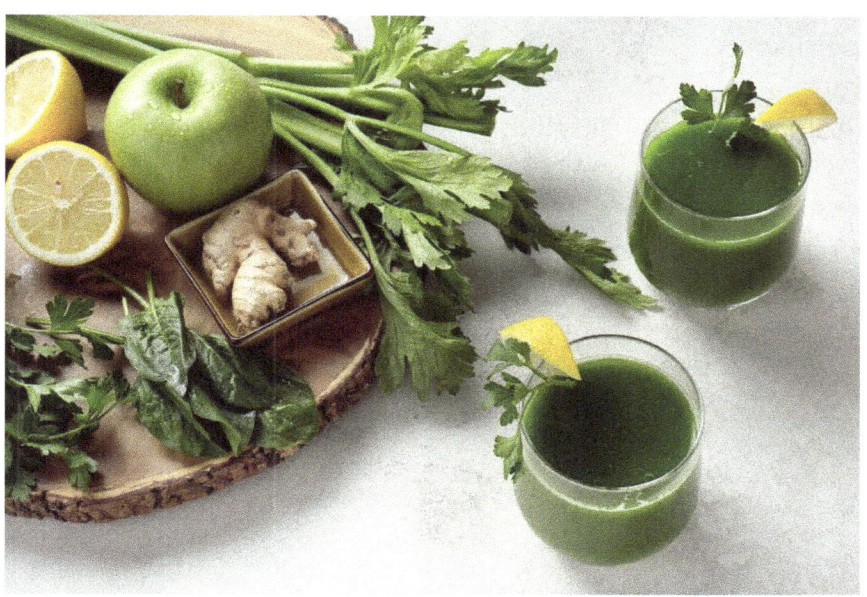

Gjør: 1

2 kopper spinat, godt vasket
½ appelsin
¼ sitron
Ett ¼-tommers stykke skrelt ingefær

BRUKSANVISNING
Vask og tørk alle ingrediensene. Skrell eller skjær skallet av appelsinen og sitronen. Ha alle ingrediensene i en juicer. Hell saften gjennom en sil, om ønskelig. Nyt!

38. Hint av myntejuice

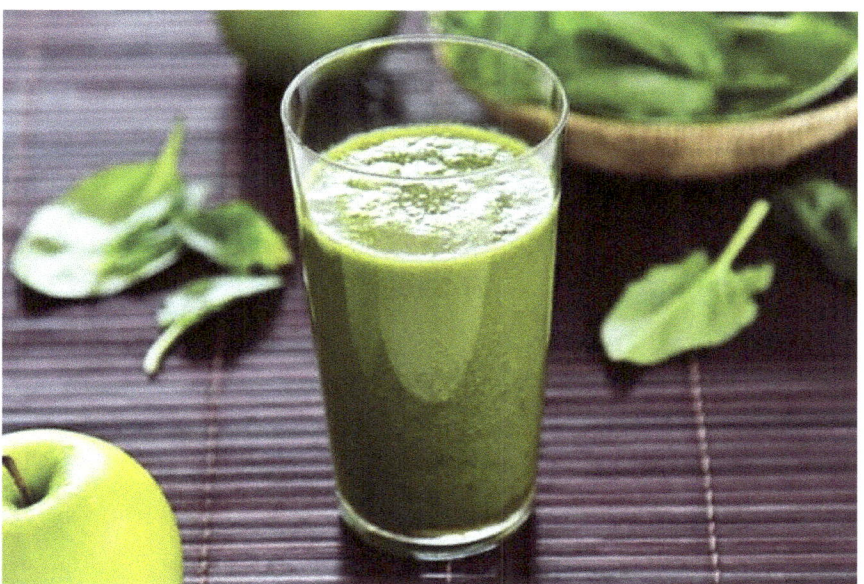

Gjør: 1

1 kopp pakket grønnkål
1 kopp pakket spinat, godt vasket
¾ agurk
2 ss hakket fersk mynte

BRUKSANVISNING
Vask og tørk alle ingrediensene. Ha alle ingrediensene i en juicer. Hell saften gjennom en sil, om ønskelig. Nyt!

39. Secret Spice

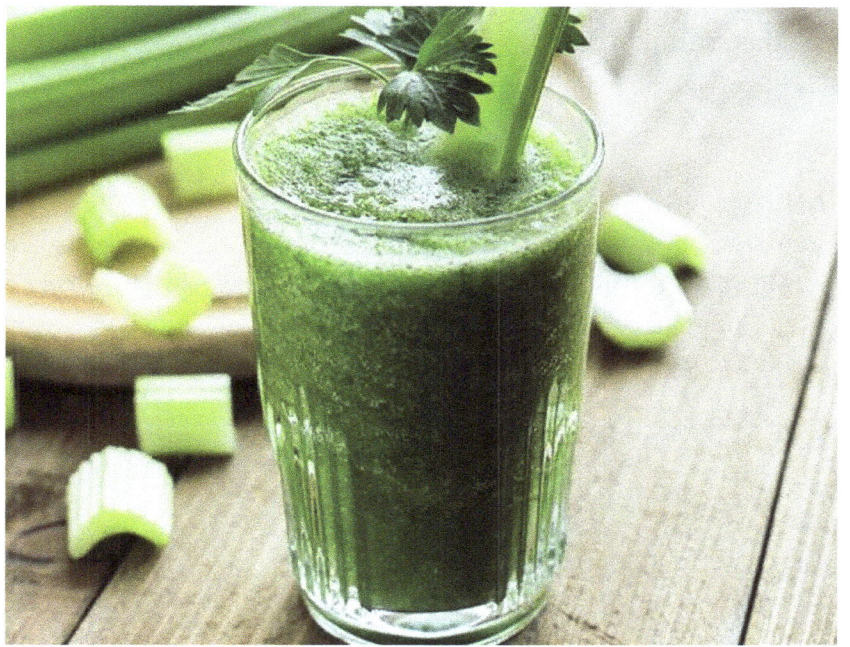

Gjør: 1

¾ agurk
1 kopp pakket vannkarse
¼ stangselleri
¼ sitron

BRUKSANVISNING
Vask og tørk alle ingrediensene. Skrell eller skjær skallet av sitronen. Ha alle ingrediensene i en juicer. Hell saften gjennom en sil, om ønskelig. Nyt!

40. <u>Juice Rundt Byen</u>

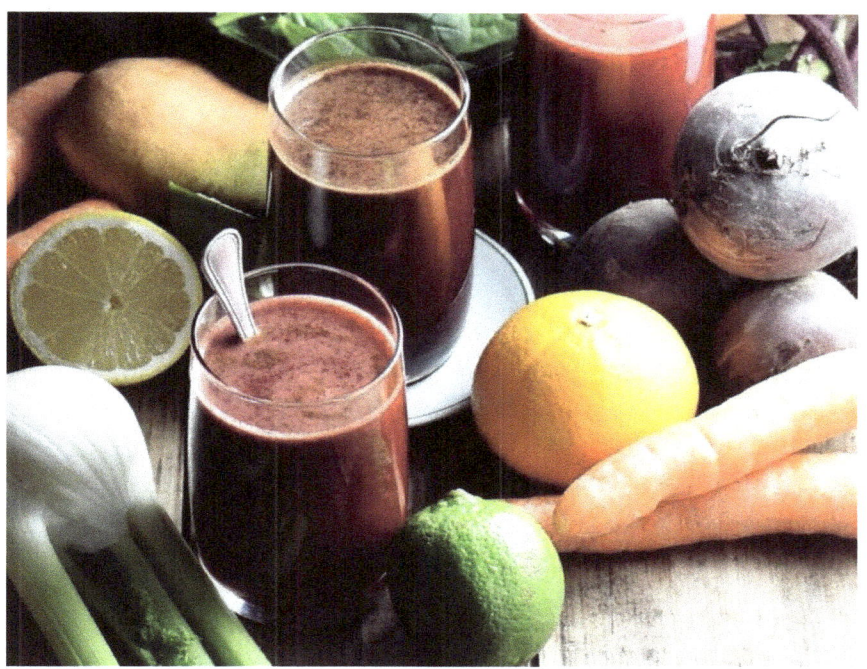

Gjør: 1

⅓ kopp rødbeter
2 gulrøtter
½ agurk
1 kopp spinat, godt vasket
½ appelsin
¼ sitron

BRUKSANVISNING
Vask og tørk alle ingrediensene. Skrell eller skjær skallet av appelsinen og sitronen. Ha alle ingrediensene i en juicer. Hell saften gjennom en sil, om ønskelig. Nyt!

VARMT OG BEROLIGENDE DRIKKER

41. Golden Milk Latte

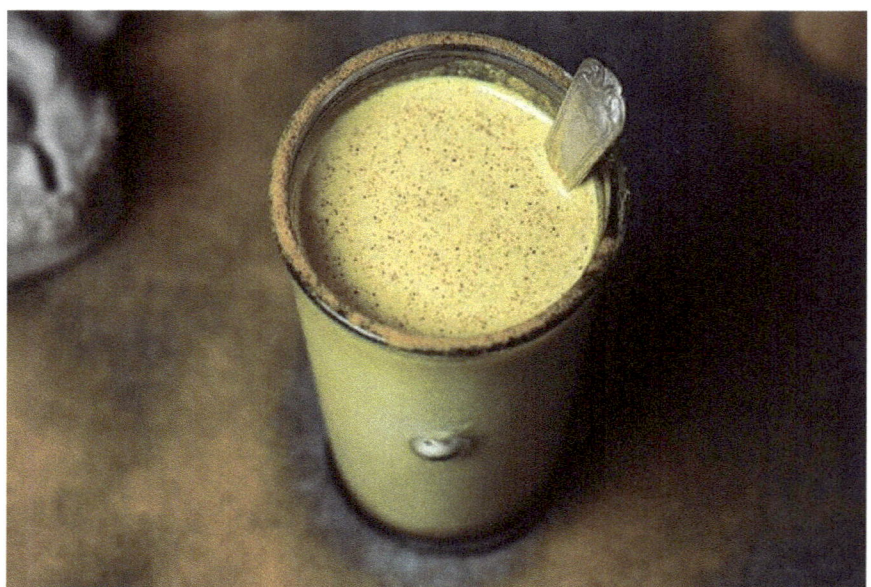

Gjør: 1

1½ kopper mandelmelk
1 ss kokosolje
1 ss ren lønnesirup
1 ts malt gurkemeie
½ ts malt kanel eller 1 kanelstang
Ett 1-tommers stykke skrelt ingefær

BRUKSANVISNING
Varm mandelmelken til en putre i en liten kjele på middels varme; ikke la koke. Tilsett alle de resterende ingrediensene og kok under omrøring i ca. 2 minutter. Fjern ingefæren.

42. Peppermynte varm sjokolade

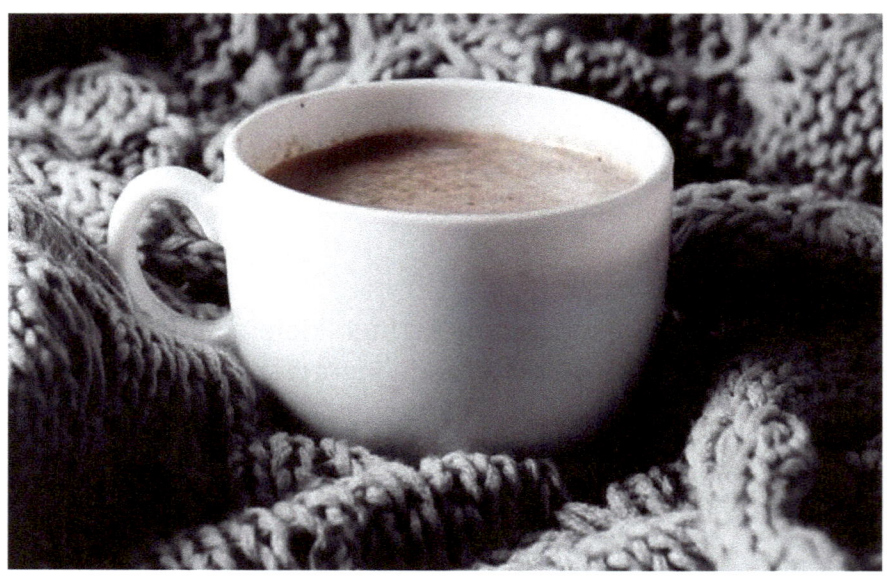

Gjør: 1

1 kopp mandelmelk eller annen laktosefri melk (eller ½ kopp kokosmelk og ½ kopp mandelmelk eller annen laktosefri melk)
¼ ts peppermynteekstrakt
2 haugevis av teskjeer usøtet kakaopulver

BRUKSANVISNING
Varm opp melken i en liten kjele på svak varme eller i en melkeskummer. Tilsett kakaopulver og peppermynteekstrakt og visp for å kombinere. Ikke la koke.

43. Nutty Matcha Latte

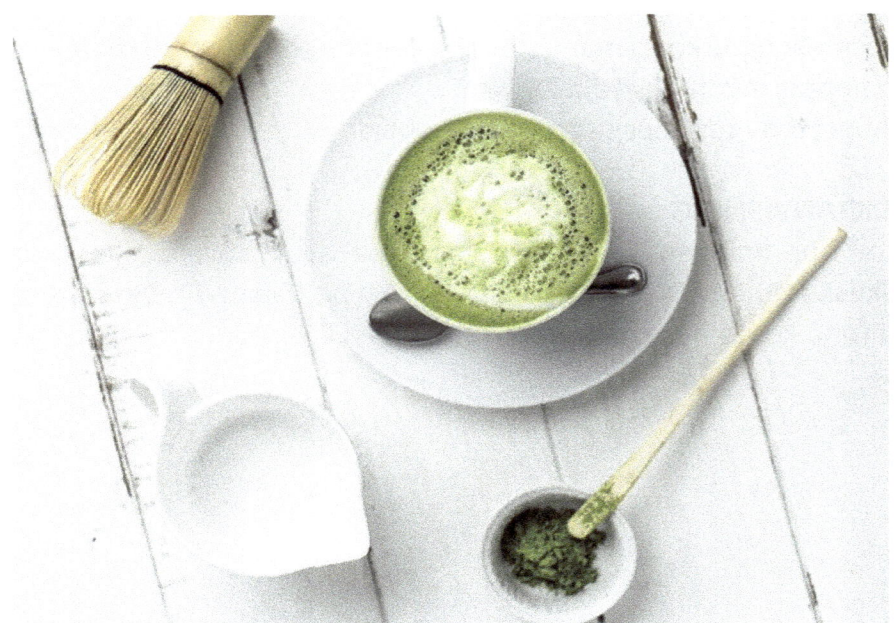

Gjør: 1

- 1 kopp mandelmelk eller annen laktosefri melk
- 1 ts matcha pulver
- ½ ts kokosolje
- ⅛ teskje mandelekstrakt

BRUKSANVISNING
a) Varm opp melken i en liten kjele på svak varme eller i en melkeskummer.
b) Tilsett matchapulver, kokosolje og mandelekstrakt og visp for å kombinere.

44. Chai Latte

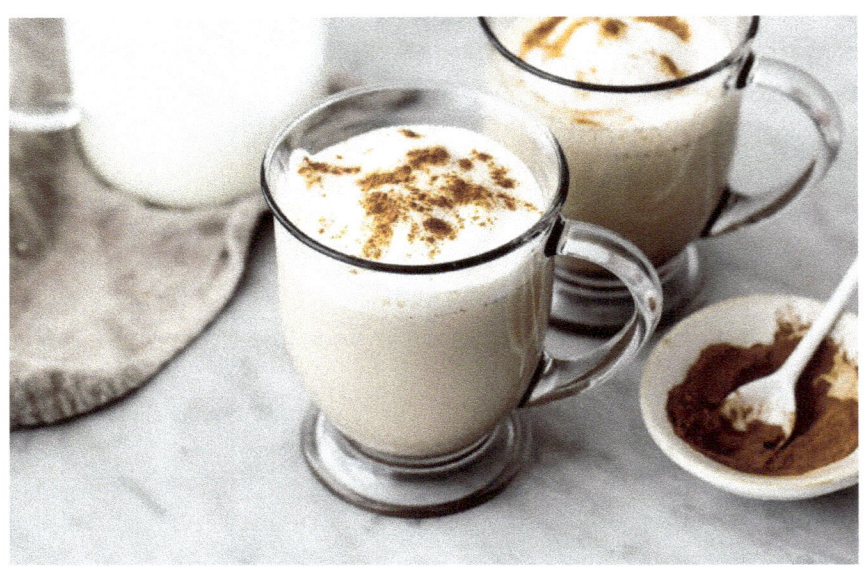

Gjør: 1

- 1 kopp vann
- ½ kopp laktosefri melk eller havremelk
- 1 svart tepose eller 2 ts løs svart te
- 4 kardemommebelger
- 1 kanelstang
- Ett 1-tommers stykke skrelt ingefær, i skiver
- 3 sorte pepperkorn
- ½ ts fennikelfrø
- Sukker (valgfritt)

BRUKSANVISNING

a) Varm opp vannet og melken til en småkoke i en liten kjele på middels varme; ikke la koke.
b) Tilsett alle de resterende ingrediensene og kok under omrøring i 2 minutter.
c) Hell blandingen gjennom en sil i et krus og nyt.

45. Hot Lemon Belly Aid

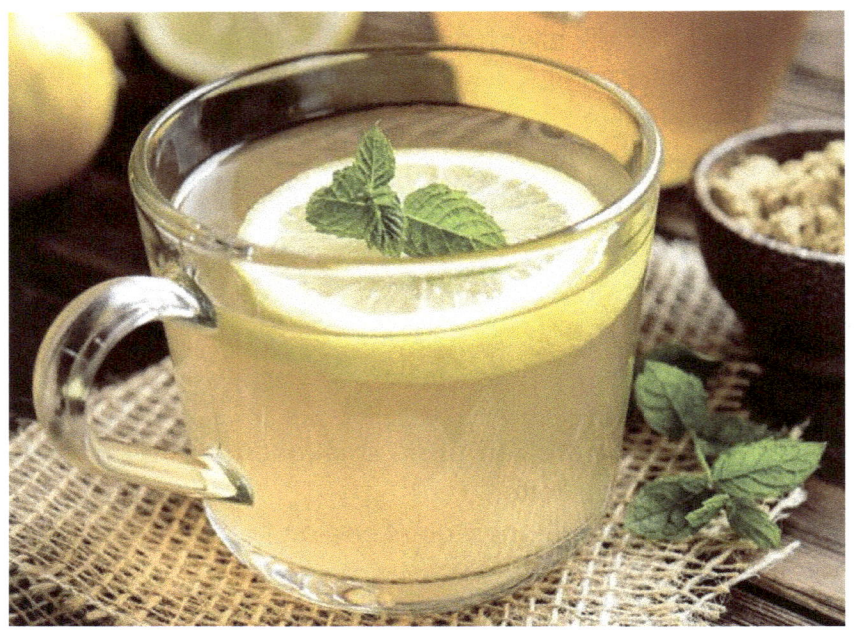

Gjør: 1

1 kopp vann
½ ts fersk sitronsaft
2 skiver fersk ingefær eller ½ ts ingefærjuice
Ren lønnesirup (valgfritt)
Mynte, til pynt (valgfritt)

BRUKSANVISNING
Kok opp vannet i en liten kjele, tilsett sitronsaft og ingefær, og eventuelt lønnesirup. Hvis du bruker ingefær i skiver, la trekke i flere minutter og fjern deretter før du drikker. Pynt med mynte om ønskelig.

46. Sjokolade Appelsin Latte

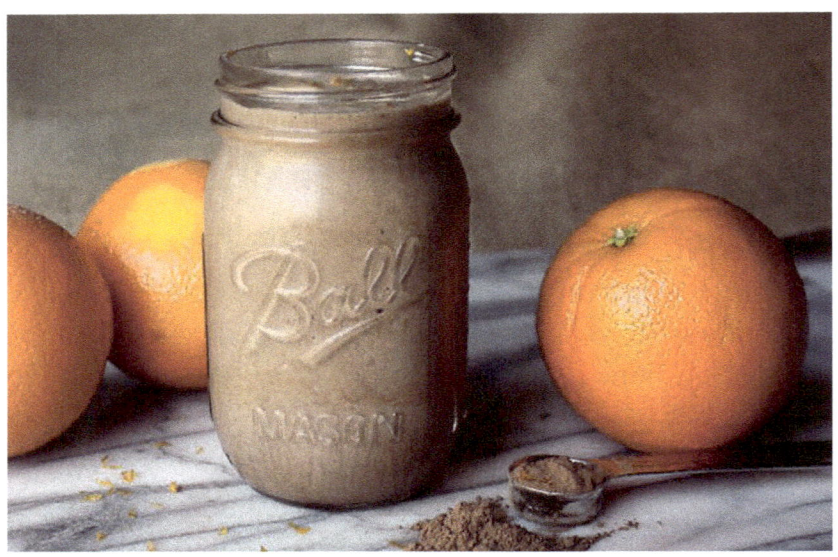

Gjør: 1

1 kopp laktosefri melk, havremelk, mandelmelk eller hampmelk
2 haugevis av teskjeer usøtet kakaopulver
½ ts ingefærjuice
¼ teskje appelsinekstrakt
Mynte, til pynt (valgfritt)

BRUKSANVISNING
Varm opp melken i en liten kjele på svak varme eller i en melkeskummer. Tilsett kakaopulver, ingefærjuice og appelsinekstrakt, og visp for å kombinere. Pynt med mynte om ønskelig.

47.   Infusjon av fersk ingefær

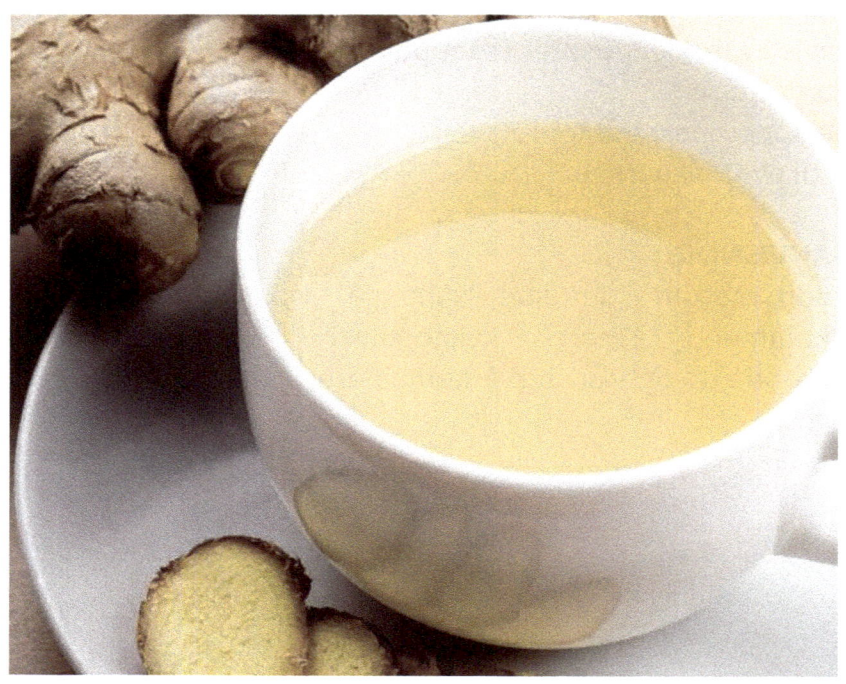

Gjør: 1

1 kopp vann
½ ts ingefærjuice eller flere skiver fersk ingefær

BRUKSANVISNING
Kok opp vannet i en liten kjele og tilsett ingefæren. Hvis du bruker ingefær i skiver, la trekke i flere minutter og fjern før du drikker.

48. Goji bærinfusjon

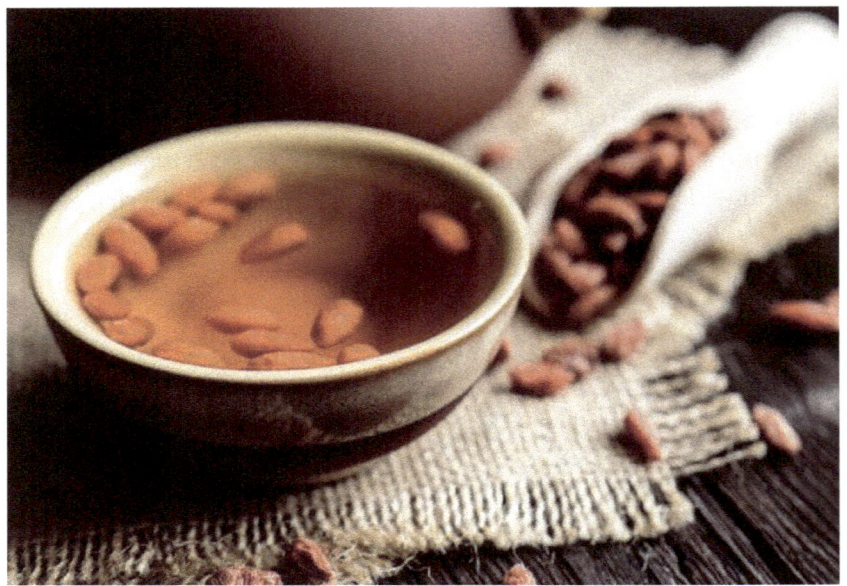

Gjør: 1

1 kopp vann
1 ss gojibær

BRUKSANVISNING
Kok opp vannet i en liten kjele og tilsett bare gojibærene. La trekke i 5 minutter, fjern gojibærene og nyt infusjonen.

49. Gurkemeie infusjon

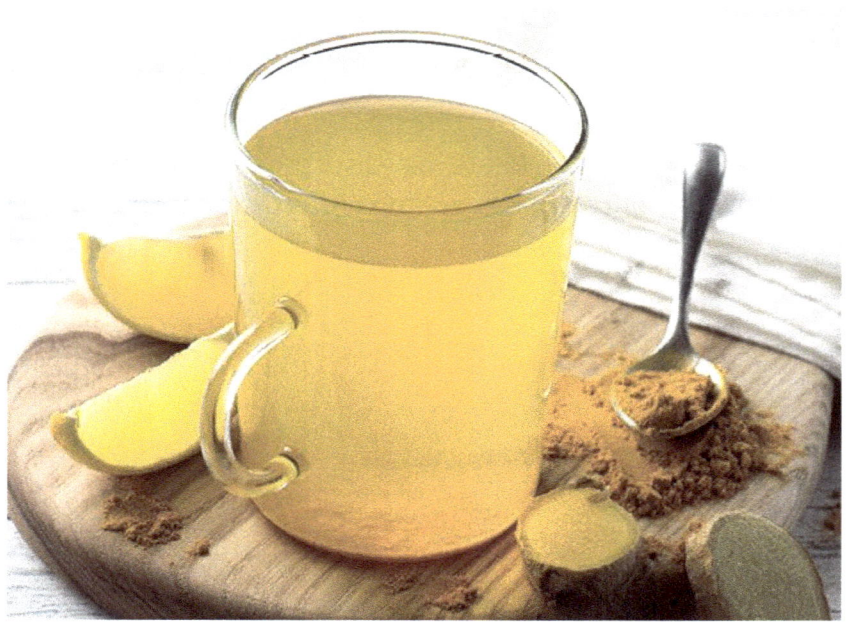

Gjør: 1

1 kopp vann
½ ts fersk sitronsaft
½ ts revet fersk ingefær
En klype cayennepepper
1 ss skrelt gurkemeie eller ½ ts malt

BRUKSANVISNING

Kok opp vannet i en liten kjele og tilsett de resterende ingrediensene. Hvis du bruker fersk gurkemeie, la trekke i flere minutter og fjern før du drikker. Hvis du bruker malt gurkemeie, rør godt for å blande jevnt.

50. Anti-inflammatorisk kakao

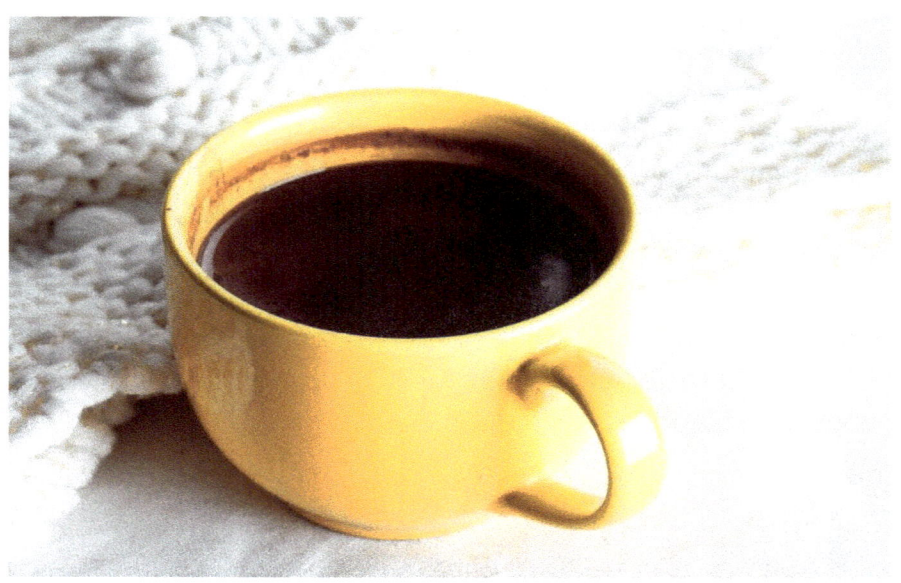

Gjør: 1

1 kopp laktosefri melk, mandelmelk eller hampmelk
2 haugevis av teskjeer usøtet kakaopulver
1 ts kokosolje
½ ts malt gurkemeie

BRUKSANVISNING
Varm opp melken i en liten kjele på svak varme eller i en melkeskummer. Tilsett kakaopulver, kokosolje og gurkemeie, og rør for å kombinere.

51.   Ingefær kaffe latte

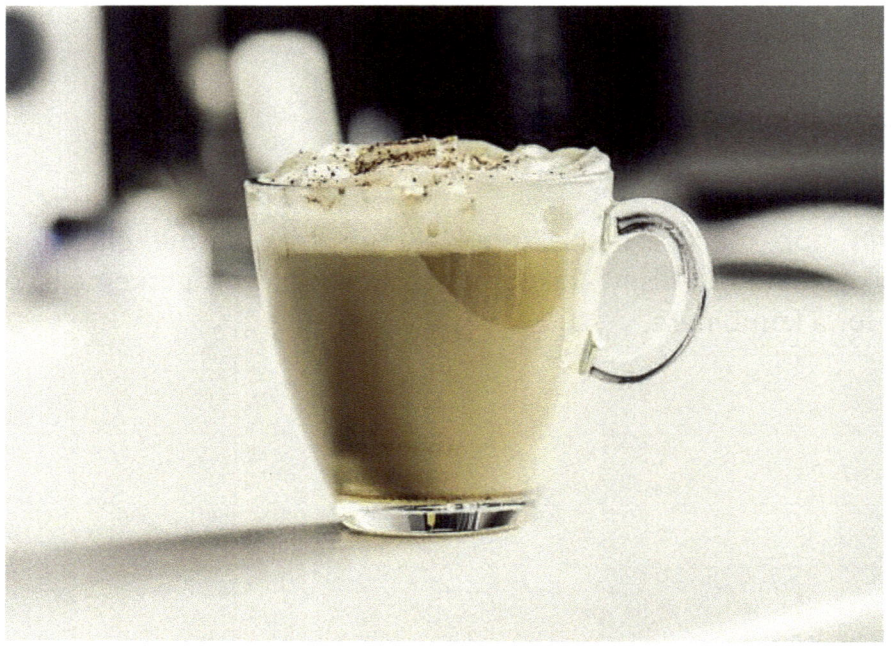

Gjør: 1

½ kopp laktosefri melk, hampmelk eller mandelmelk
1 ss ingefærjuice
1 kopp brygget kaffe

BRUKSANVISNING
Varm opp melken i en liten kjele på lav varme og tilsett ingefærsaften. Tilsett den smaksatte melken til brygget kaffe og rør for å kombinere.

KJØLIG OG FORFRISKENDEDRIKKER

52. Chia oppfriskning

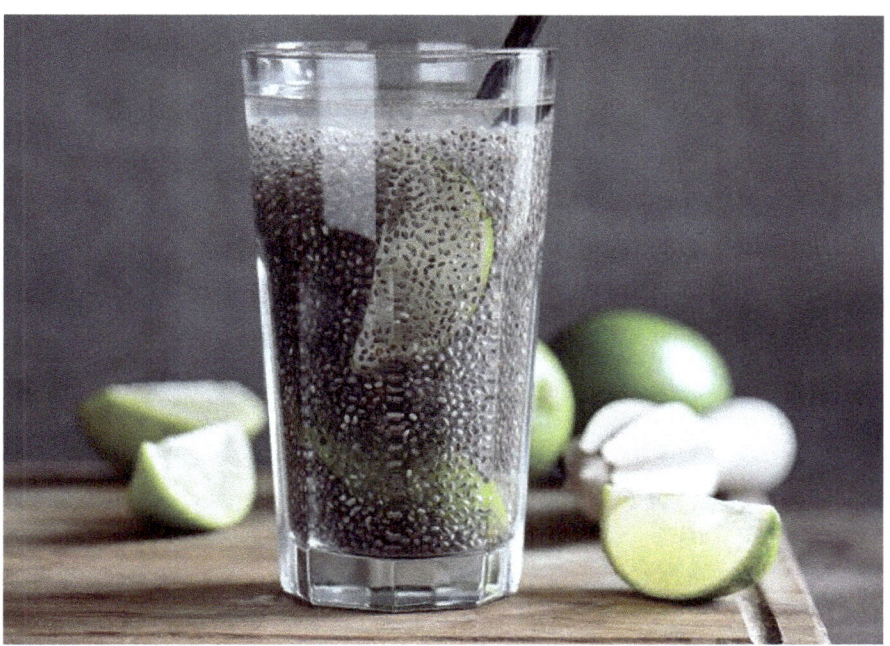

Gjør: 1

4 gram kokosvann
6 gram vann
1 unse fersk limejuice
1 ss chiafrø

BRUKSANVISNING
Kombiner alle de flytende ingrediensene i et stort glass og visp inn chiafrøene, og la deretter stå i ca 20 minutter slik at chiafrøene kan utvide seg i drikken. Pisk igjen før servering.

53. Chia Twist

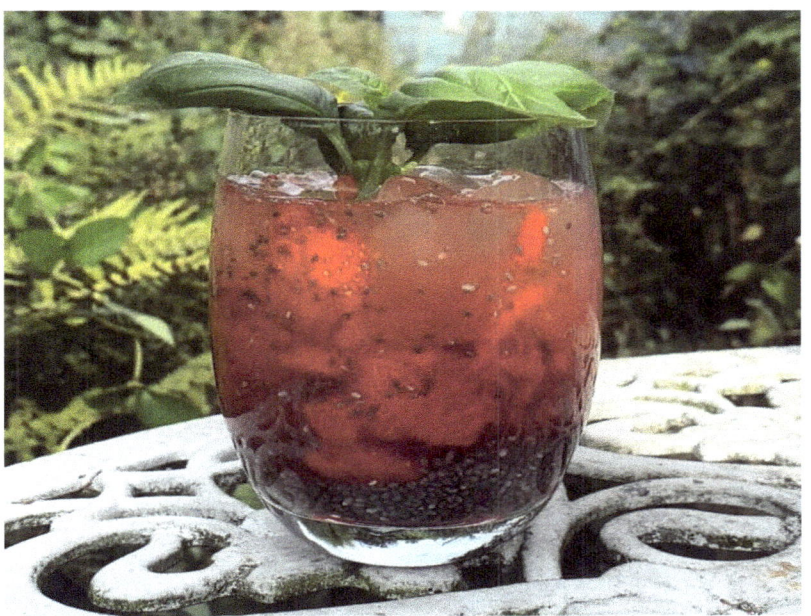

Gjør: 1

4 gram kokosvann
6 gram vann
1 unse ananasjuice
1 ts fersk sitronsaft
1 ss chiafrø

BRUKSANVISNING
Kombiner alle de flytende ingrediensene i et stort glass og visp inn chiafrø, og la deretter sitte i ca. 20 minutter for chiafrø å utvide seg i drikken. Pisk igjen før servering.

54. Spa vann

Gjør: 6 TIL 8

2 liter seltzer
½ kopp persisk agurk i tynne skiver
½ kopp kumquats i tynne skiver

BRUKSANVISNING
Ha alle ingrediensene i en mugge og avkjøl i kjøleskapet i minst en time før servering.

55. Spirulina smil

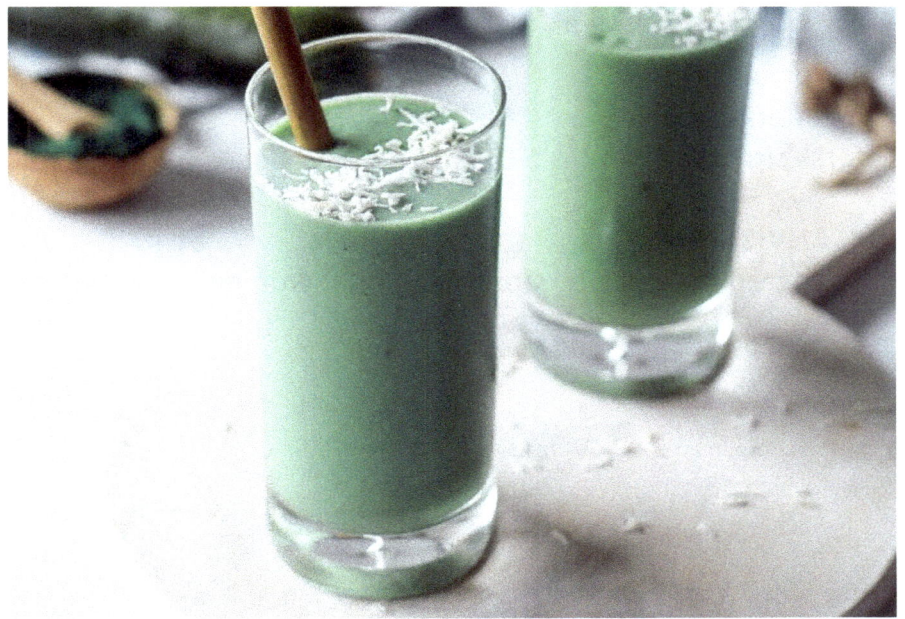

Gjør: 1

1 kopp klubbbrus
1 ts eplecidereddik
½ ts spirulina
½ ts ingefærjuice
½ ts fersk sitronsaft

BRUKSANVISNING
Ha alle ingrediensene i et stort glass, rør sammen og server med is.

56. Lemonade med flat mage

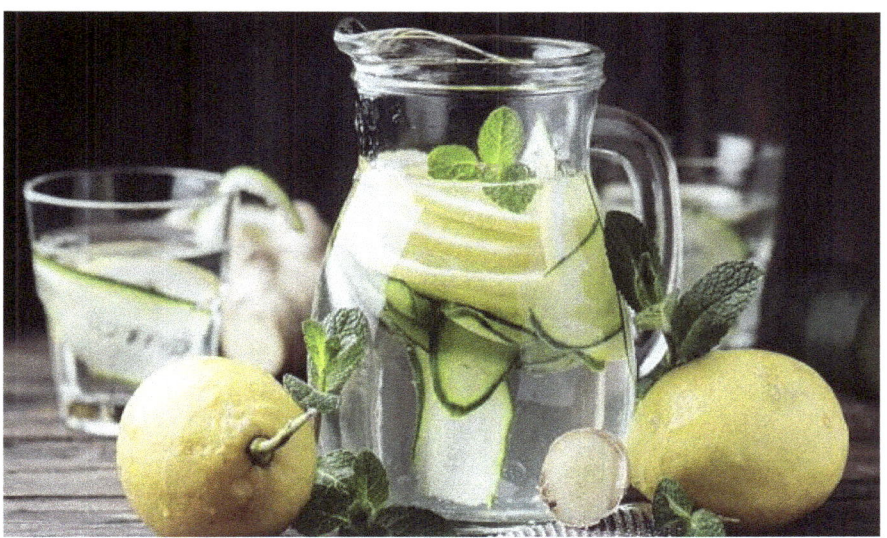

Gjør: 1

- 1 kopp musserende vann
- ½ ts malt gurkemeie
- 1 ts fersk sitronsaft
- 1 ts ren lønnesirup

BRUKSANVISNING

a) Ha alle ingrediensene i et stort glass, rør sammen og server med is.

57. Gurkemeie mynte

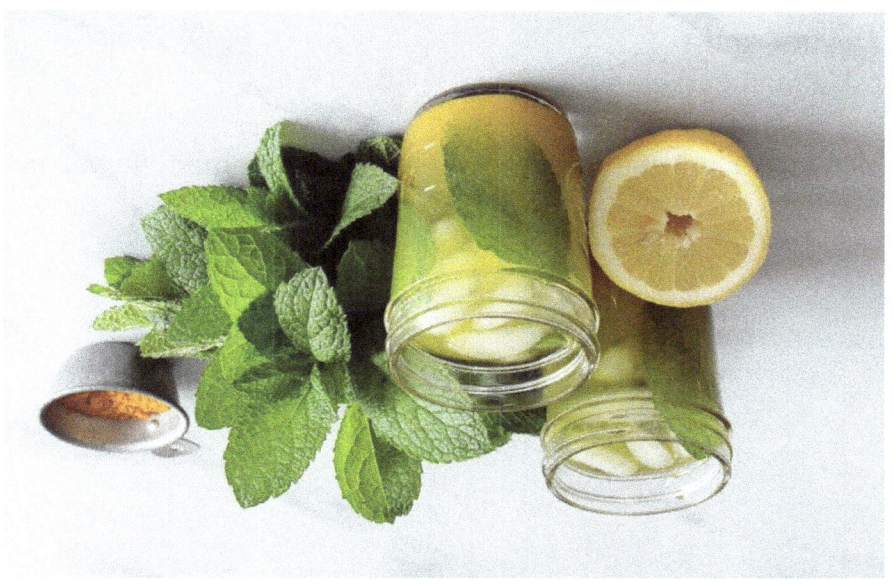

Gjør: 1

1½ kopp klubbbrus
2 ss mynte, knust
¼ teskje malt gurkemeie

Ha alle ingrediensene i et stort glass og rør sammen. Server med is.

58. Iskakao latte

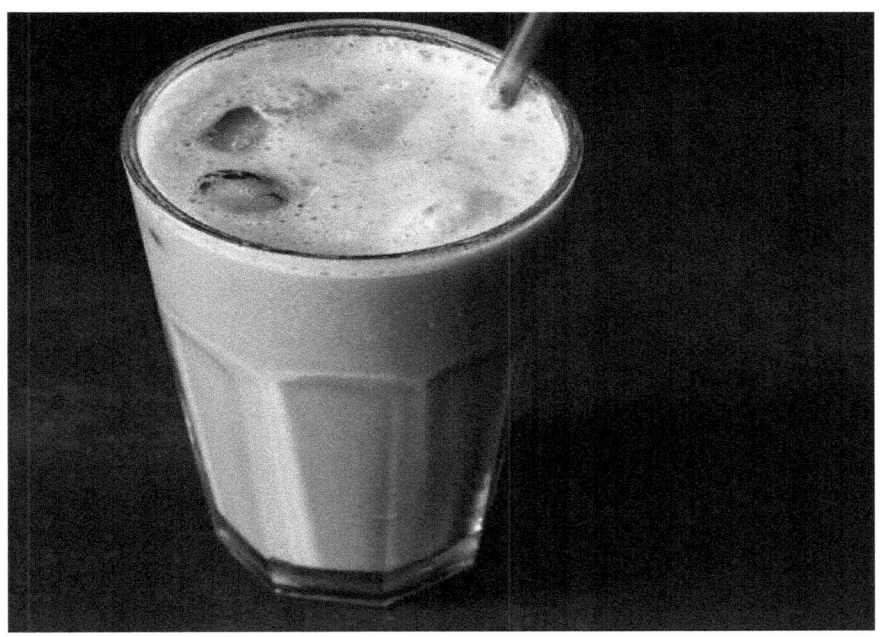

Gjør: 1

1 kopp havremelk eller annen laktosefri melk
2 haugevis av teskjeer usøtet kakaopulver
½ ts malt kanel
¼ teskje ren vaniljeekstrakt

BRUKSANVISNING
Varm opp melken i en liten kjele på middels varme og rør inn resten av ingrediensene. Avkjøl i kjøleskapet og hell over is til servering.

Tonics

59. Lemon Ginger Twist

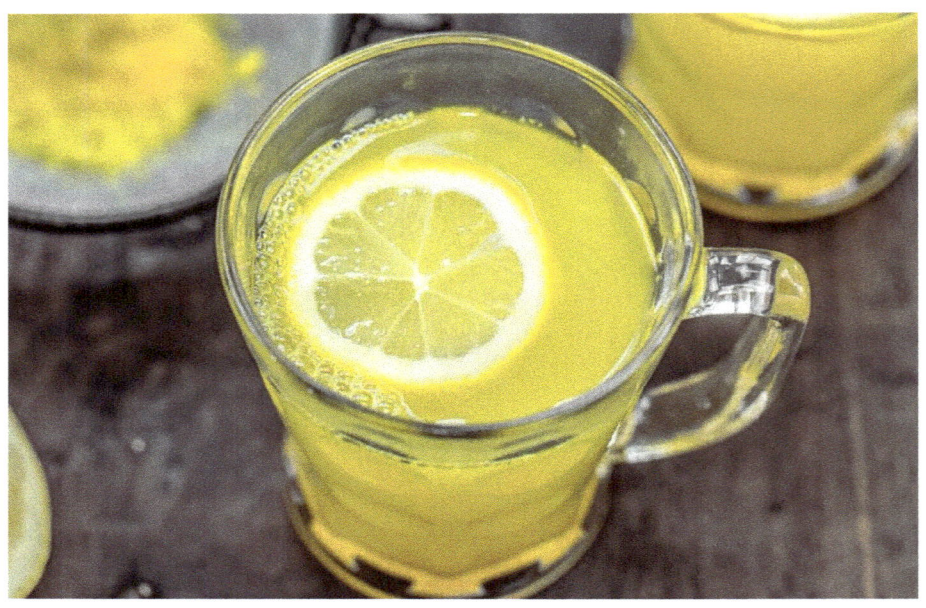

GJØR 1 PORNING

1 ts fersk sitronsaft
½ ts ingefærjuice
1 unse kokosvann

BRUKSANVISNING
Kombiner og server.

60. Lime Zing

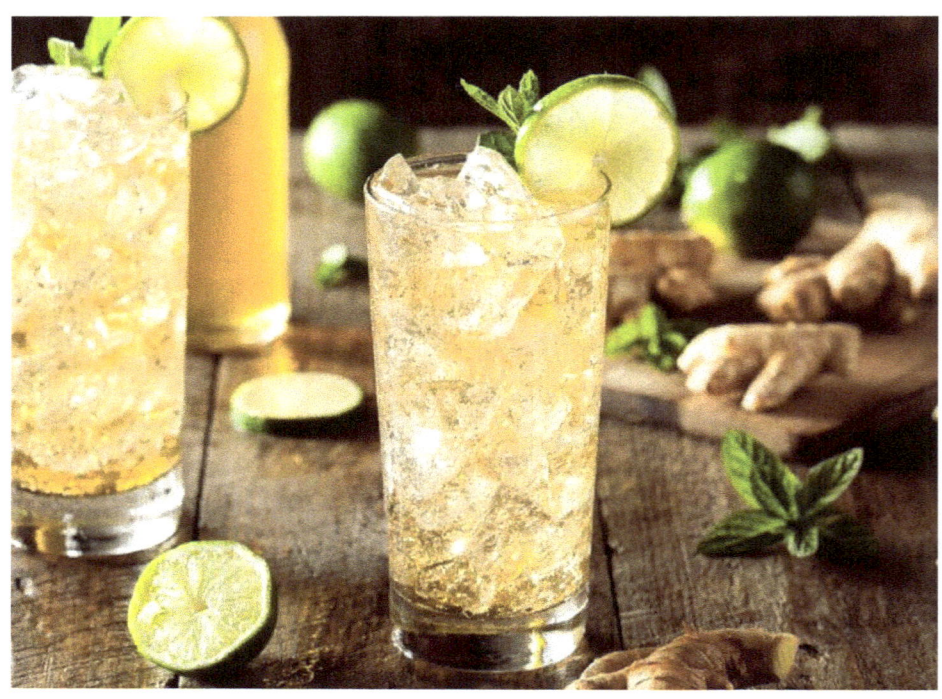

GJØR 1 PORNING

1 ts fersk limejuice
⅛ teskje malt gurkemeie
1 unse kokosvann

BRUKSANVISNING
Kombiner og server.

61. Bille juice

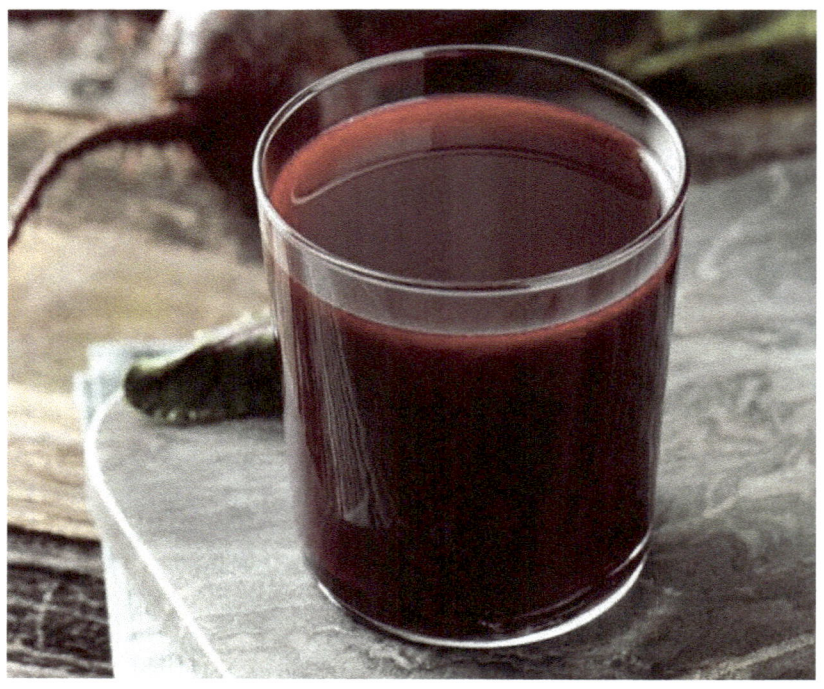

GJØR 1 PORNING

1 unse betejuice
½ ts ingefærjuice

BRUKSANVISNING
Kombiner og server.

62.   Ananas ingefær eliksir

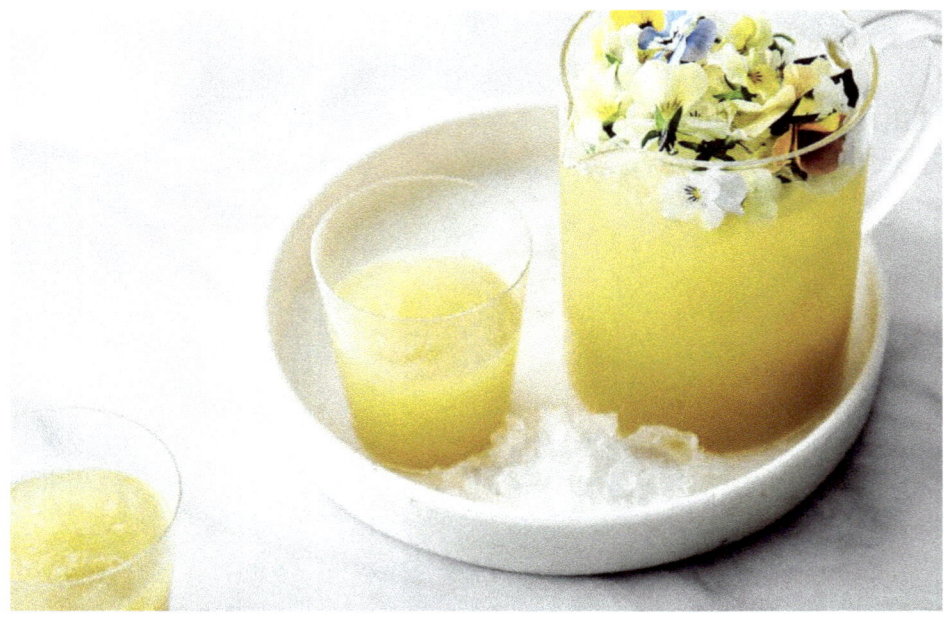

GJØR 1 PORNING

1 unse ananasjuice
½ ts ingefærjuice

BRUKSANVISNING
Kombiner og server.

63. Gurkemeie appelsin

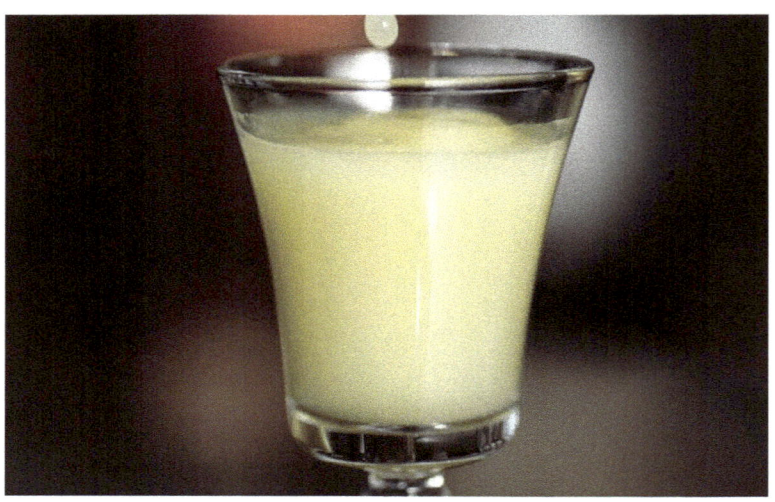

GJØR 1 PORNING

1 unse fersk appelsinjuice
⅛ teskje malt gurkemeie
¼ ts fersk limejuice
¼ teskje ingefærjuice

BRUKSANVISNING
Kombiner og server.

64. Sitrusgift

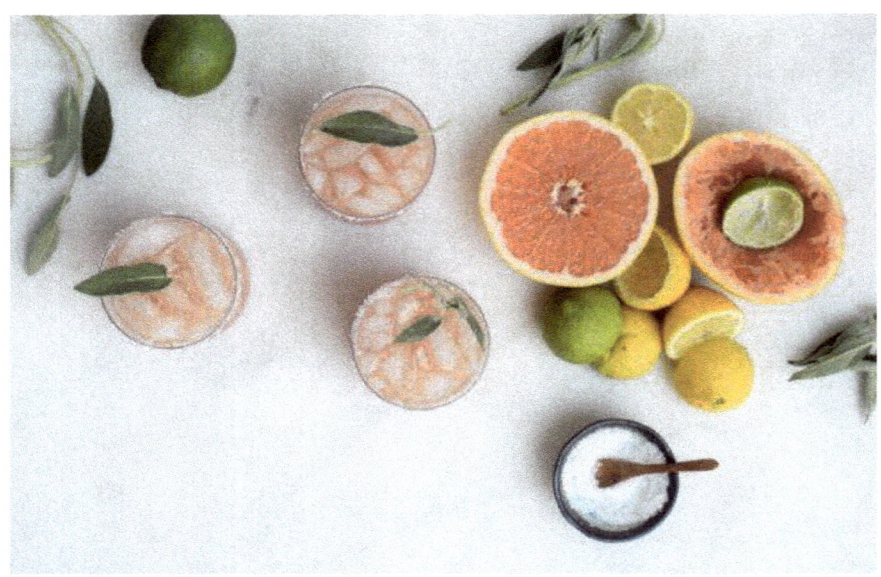

GJØR 1 PORNING

¼ teskje ingefærjuice
1 unse appelsinjuice
½ ts sitronsaft
En klype cayennepepper

BRUKSANVISNING
Kombiner og server.

65. Fennikel eliksir

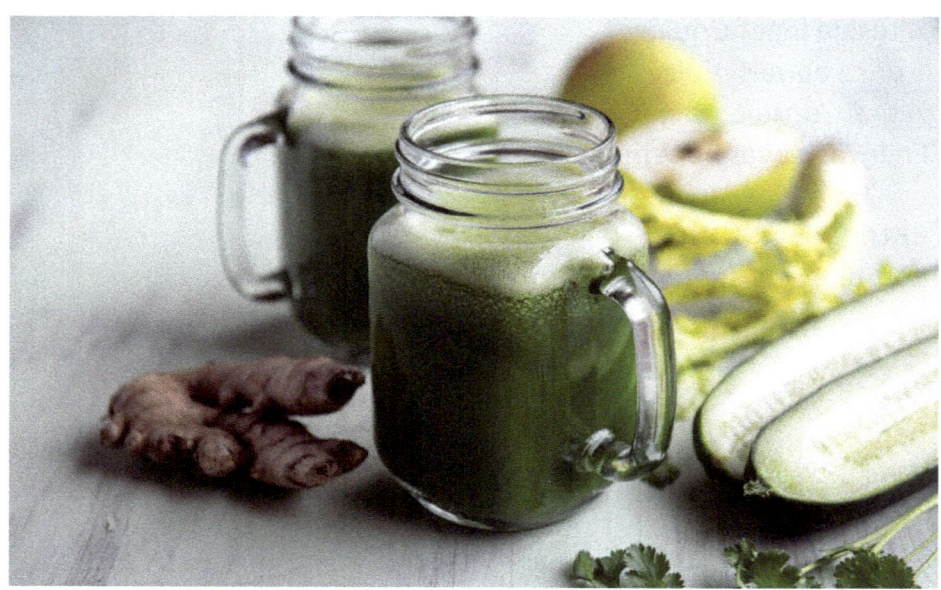

GJØR 1 PORNING

½ unse agurkjuice
½ unse fennikeljuice
¼ teskje ingefærjuice

BRUKSANVISNING
Kombiner og server.

66. Gurkemeie Gulrot Elixir

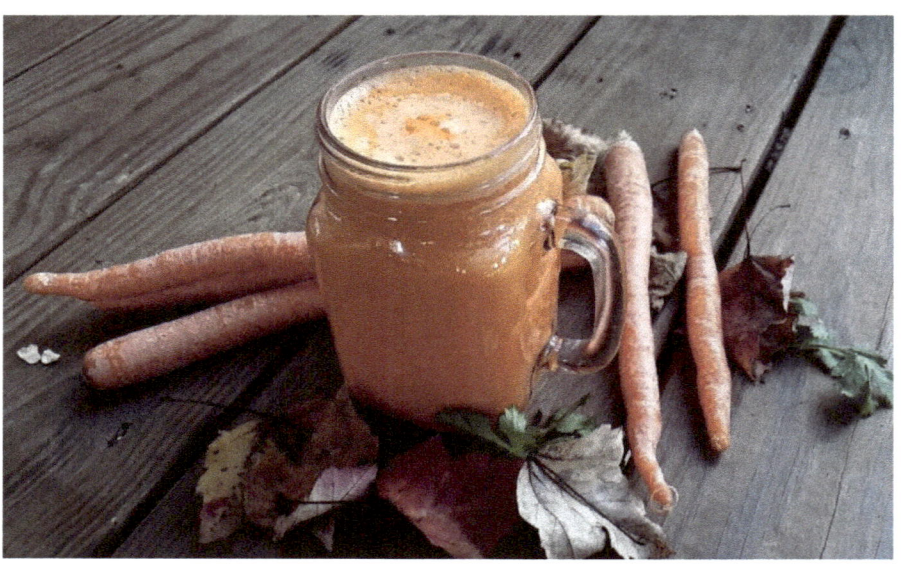

GJØR 1 PORNING

1 unse gulrotjuice
¼ teskje malt gurkemeie

BRUKSANVISNING
Kombiner og server.

COCKTAILS OG MOCKTAILS

67. Ingefær Lime Vodka Cocktail

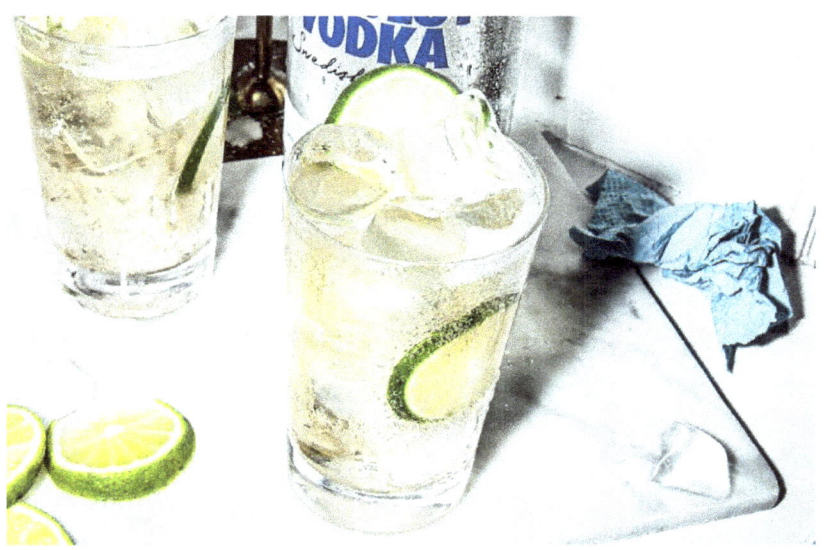

Gjør: 1

1 unse vodka (valgfritt)
1 unse kokosvann
3 gram musserende vann (bruk 4 gram hvis du ikke bruker alkohol)
1 ts ingefær enkel sirup (valgfritt, se oppskriften nedenfor)
2 ts fersk limejuice
Mynte, til pynt (valgfritt)

BRUKSANVISNING
Kombiner alle ingrediensene i et blandeglass med is og rør. Hell over i et glass med is, pynt med mynte (hvis du bruker), og server.
Enkel ingefærsirup
For å blidgjøre cocktailer liker jeg å bruke en enkel sirup med ingefærsmak som er veldig enkel å lage. For å lage en batch som du kan bruke til en rekke ting: Ha ¼ kopp sukker i en bolle. Hell i ½ kopp kokende vann og rør for å kombinere. For å smaksette, tilsett 1 ts fersk ingefærjuice eller noen biter av ingefær i skiver og la det stå. Tilsetning av ingefærjuice gir en sterkere ingefærsmak. For å lage ingefærjuice kan du enten rive ingefær for hånd og reservere væsken, eller du kan lage den i en juicemaskin. Hvis du bruker ingefær i skiver, la stå i minst 30 minutter og fjern deretter ingefærskivene før bruk.

68. Tequila ingefær

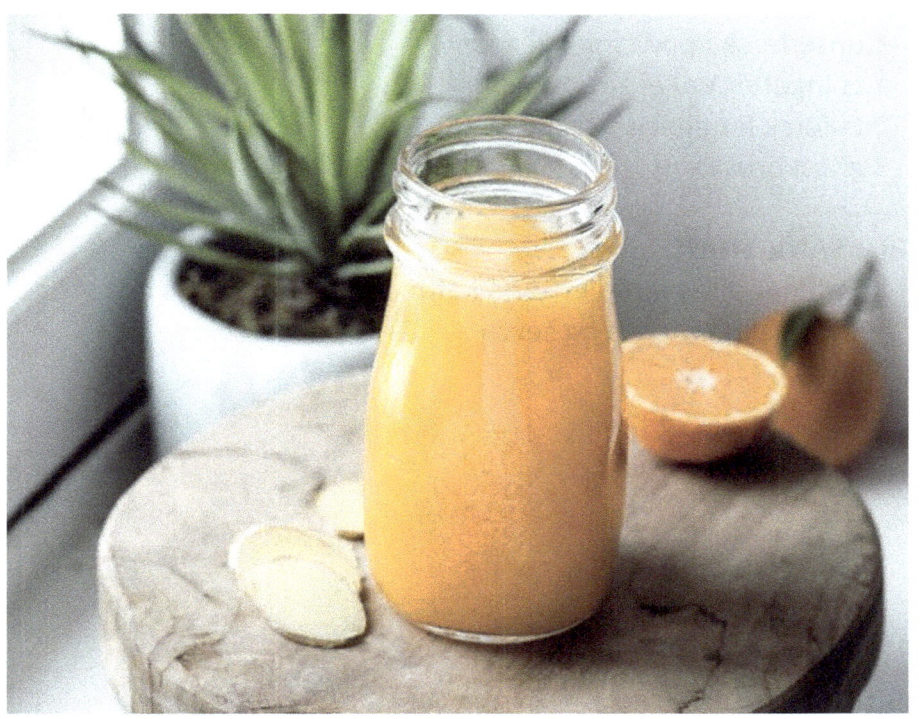

Gjør: 1

- 1 unse tequila (valgfritt)
- 1 unse fersk appelsinjuice
- 1 ts ingefær enkel sirup
- 2 ts fersk limejuice
- 3 gram brusvann

BRUKSANVISNING
a) Kombiner alle ingrediensene i et blandeglass med is og rør.
b) Hell i et glass med is og server.

69. Oransje gurkemeie

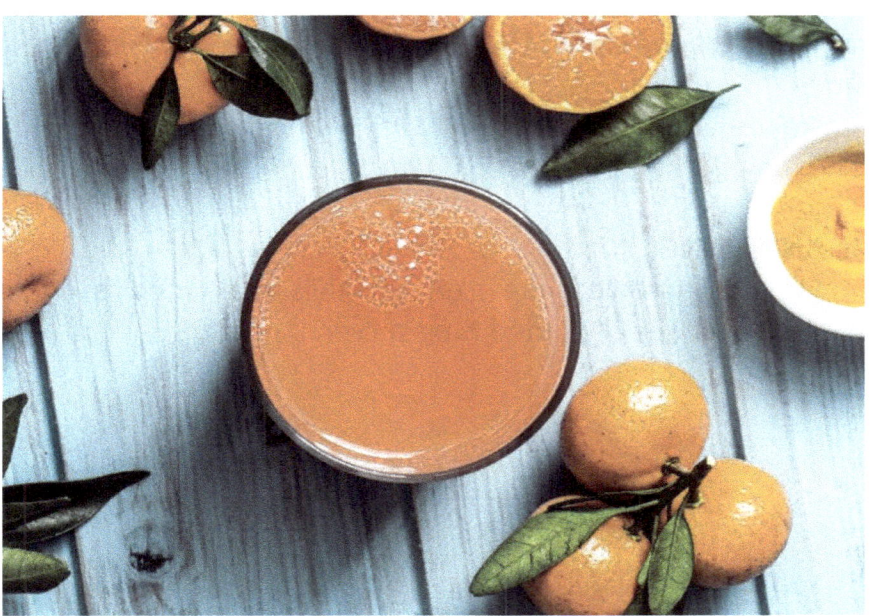

Gjør: 1

1 unse vodka (valgfritt)
2 gram fersk appelsinjuice (bruk 3 gram hvis du ikke bruker alkohol)
2 gram kokosvann
¼ teskje malt gurkemeie

BRUKSANVISNING
Kombiner alle ingrediensene i en cocktailshaker med is og rist kraftig. Hell over i et glass med is og server.

70. Gylden sommerdrøm

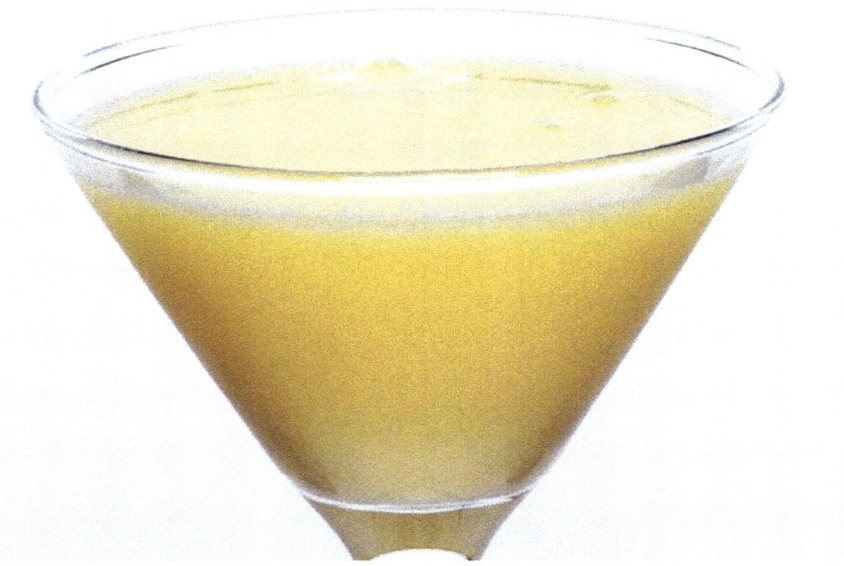

Gjør: 1

3 gram fersk gulrotjuice (bruk 4 gram hvis du ikke bruker alkohol)
1 unse vodka (valgfritt)
1 ss ingefærjuice (fra ½-tommers fersk ingefær)
Sitronskive, til pynt

BRUKSANVISNING
Kombiner alle ingrediensene, unntatt garnityret, i en cocktailshaker med is og rist kraftig. Hell over i et glass med is, pynt med sitronskiven og server.

71. Beet You To It

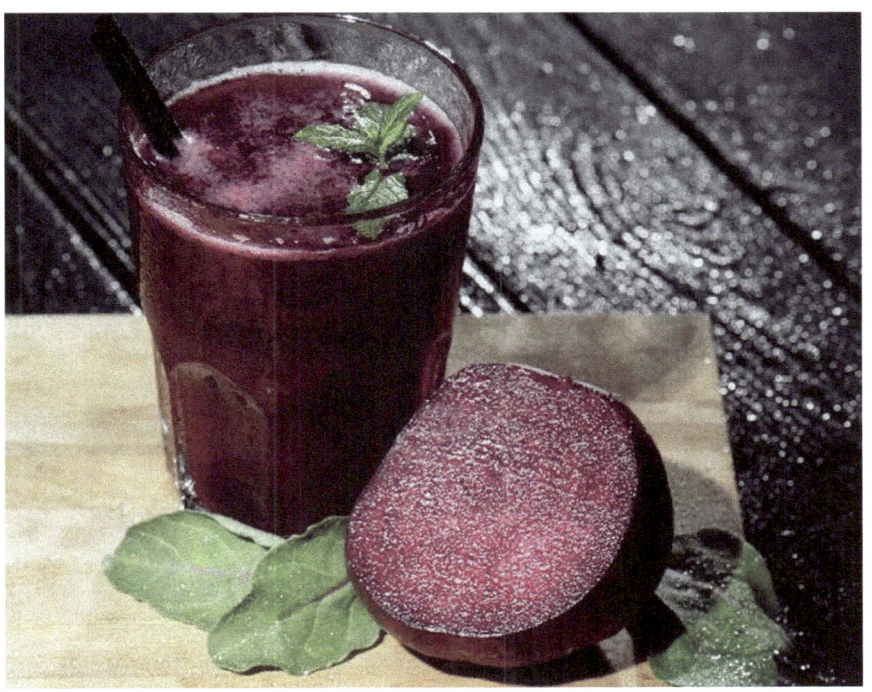

Gjør: 1

1 unse vodka (valgfritt)
2 gram musserende vann (bruk 3 gram hvis du ikke bruker alkohol)
1½ gram betejuice
1½ ts fersk limejuice
Mynte, til pynt (valgfritt)

BRUKSANVISNING
Kombiner alle ingrediensene i et blandeglass med is og rør. Hell over i et glass med is, pynt med mynte (hvis du bruker), og server.

72. Gin ingefær bete

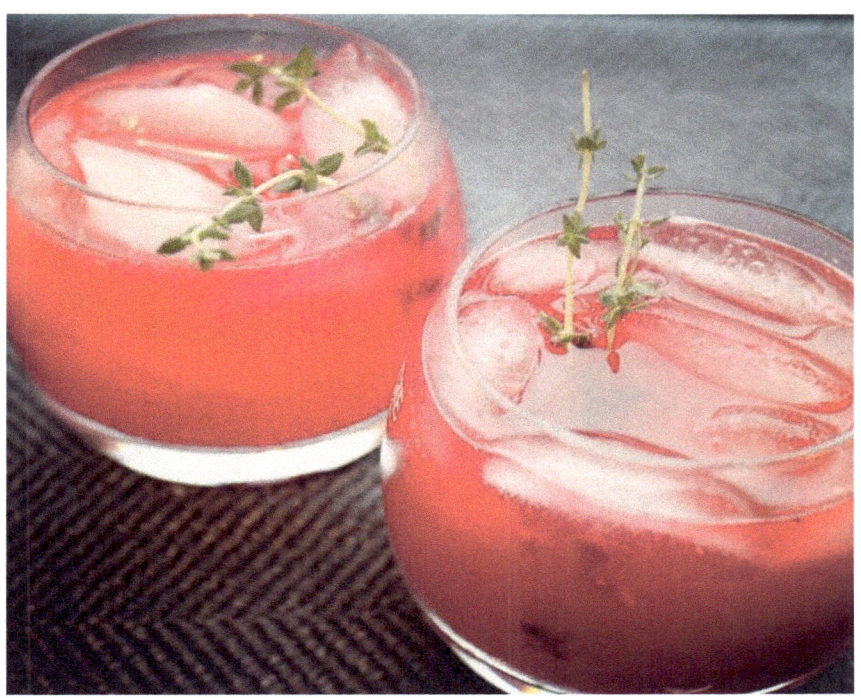

Gjør: 1

1 unse gin (valgfritt)
½ ts ingefærjuice
1½ gram betejuice
1 unse kokosnøttvann (bruk 2 gram hvis du ikke bruker alkohol)

BRUKSANVISNING
Kombiner alle ingrediensene i en cocktailshaker med is og rist kraftig. Hell over i et glass med is og server.

73. Enkel Bloody Mary

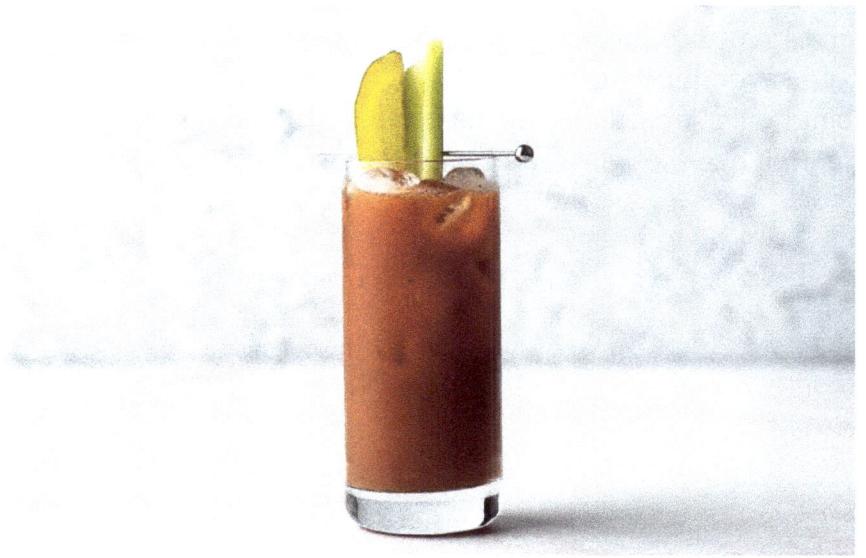

Gjør: 1
1 unse vodka (valgfritt)
1 unse selleri juice
3 gram tomatjuice (bruk 4 gram hvis du ikke bruker alkohol)
En klype cayennepepper
Kombiner alle ingrediensene i en cocktailshaker med is og rist kraftig. Hell over i et glass med is og server.

74. Sitron rosmarin

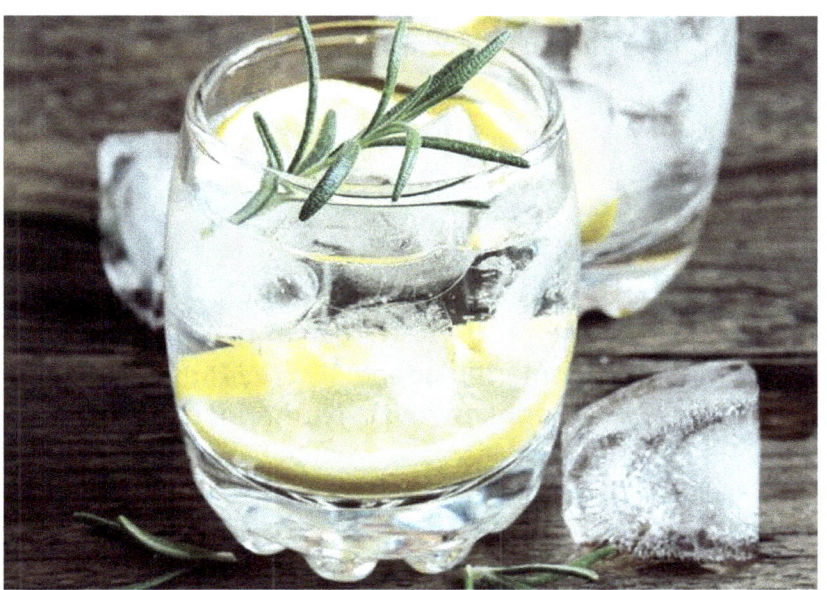

Gjør: 1

1 unse vodka (valgfritt)
3 gram club brus (4 gram hvis du ikke bruker alkohol)
2 ts fersk sitronsaft
1 ts ren lønnesirup
1 kvist rosmarin
Sitronskive, til pynt

BRUKSANVISNING
Kombiner alle ingrediensene, unntatt rosmarin, i et blandeglass med is og rør. Bland rosmarinbladene i serveringsglasset for å frigjøre mer smak. Hell drinken over rosmarinen, tilsett is og server.

KOMBUCHA

75. **Ingefær Kombucha**

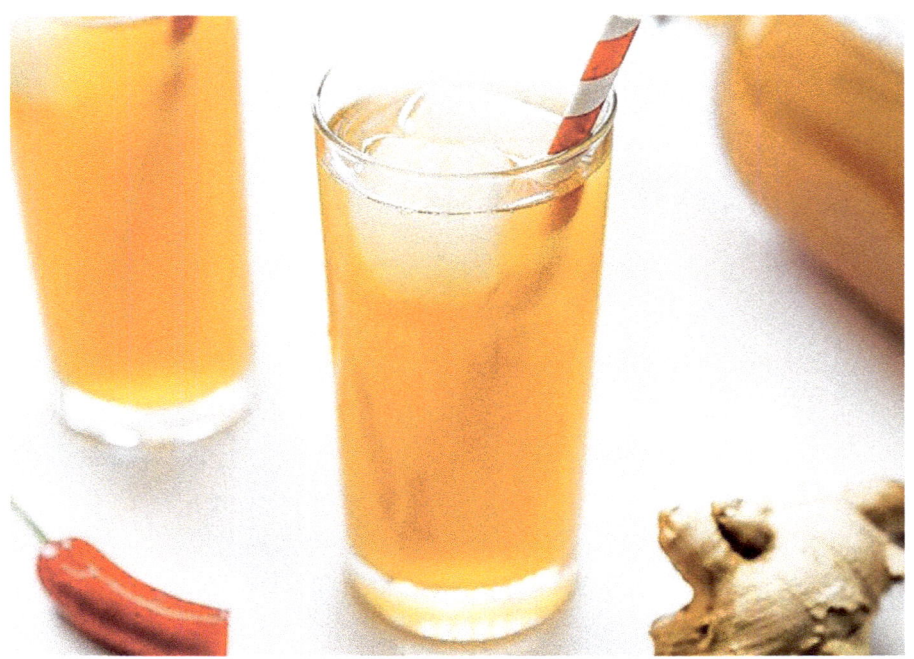

Gjør: 2

INGREDIENSER:
- 1½ kopper kombucha, hvilken som helst type
- 1-tommers ingefærknott, skrelt

BRUKSANVISNING:
a) Hell kombuchaen i et glass.
b) Riv ingefæren med et mikrofly for å lage en fin kjøttdeig.
c) Legg ristene i osteduk og press saften fra ristene over i glasset.
d) Rør, hell halvparten av blandingen i et andre glass, og server.

76. **Kombucha med bringebær, pære og ingefær**

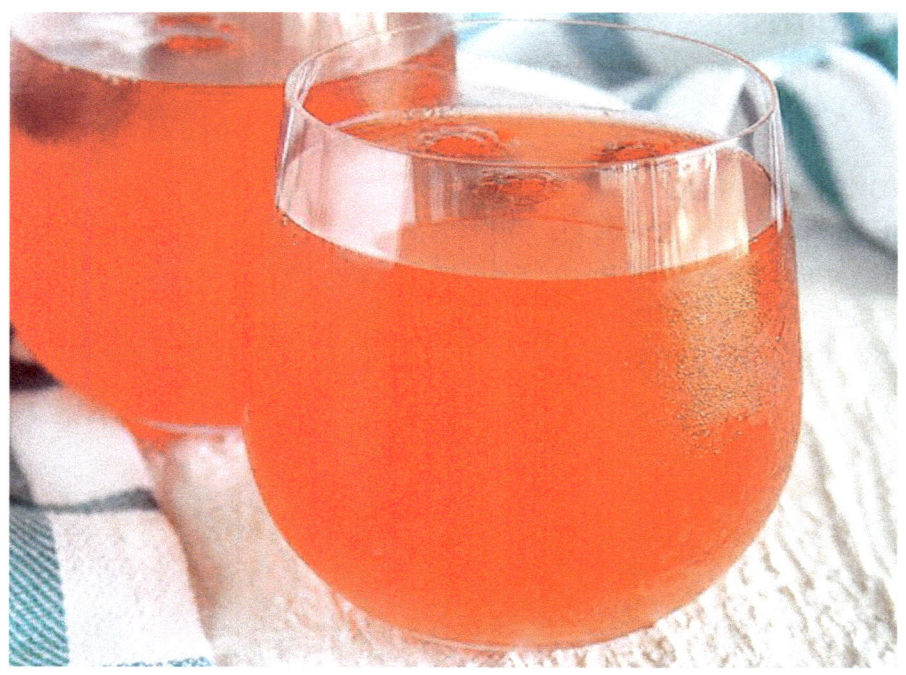

Gjør: 1 gallon

INGREDIENSER:
- 2 pærer, uten kjerne
- 1-tommers ingefærknott, skrelt
- 1 kopp bringebær
- 14 kopper grønn te kombucha

BRUKSANVISNING:
a) Del hver pære i 8 skiver.
b) Skjær ingefæren i nok strimler til å tillate 1 i hver flaske.
c) Legg til 2 pæreskiver, 1 ingefærskive og 3 eller 4 bringebær per 16-unse flaske. Pass på at pærekilene passer lett inn i flaskene, så når det er på tide å rengjøre flaskene vil de lett komme ut. Hvis kilene er for brede, skjær dem på langs.
d) Bruk en trakt, fyll flaskene med kombucha, og la det være 1 tomme med headspace i hver flaskehals. Tett lokk på hver flaske.
e) Plasser flaskene på et varmt sted, ca 72°F, for å gjære i 48 timer.
f) Avkjøl 1 flaske i 6 timer, til den er gjennomkjølt. Åpne flasken og smak kombuchaen din. Hvis det er boblende til din tilfredshet, kjøl alle flaskene og server når de er avkjølt. Når ønsket brus og sødme er oppnådd, kjøl alle flaskene for å stoppe gjæringen.
g) Sil før servering.

77. Root Beer Kombucha

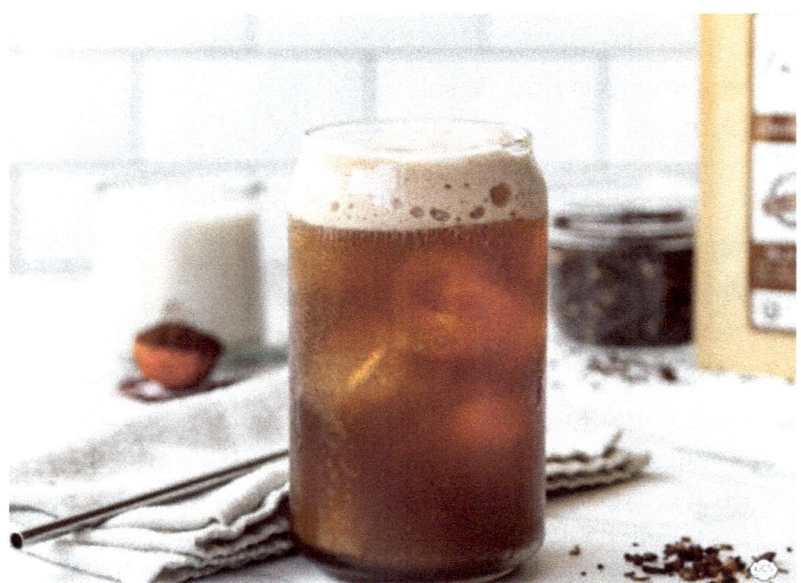

Gjør: 1 gallon

INGREDIENSER:
FOR ROT BEER INFUSJONEN
- 6 kopper vann
- 2 gram sarsaparilla rot
- ¼ teskje vintergrønne blader
- 4 gram rørsukker
- 1 ss melasse
- 1 ts vaniljeekstrakt
- 2 ss ferskpresset limejuice

FOR KOMBUCHAEN
- 3 kopper root beer infusjon
- 12 kopper svart te kombucha

BRUKSANVISNING:
Å LAGE ROT BEER INFUSJONEN

a) I en middels gryte, kok opp vannet, sarsaparillaroten og vintergrønne blader.

b) Reduser varmen og la det småkoke i ca 20 minutter.

c) Bruk en nettingsil, sil urtene fra væsken og kast urtene.

d) Mens væsken fortsatt er varm, tilsett sukker, melasse, vaniljeekstrakt og limejuice,

e) rør til sukkeret er oppløst.

f) Oppbevar denne infusjonen i kjøleskapet i en tett lokk i opptil to uker. Dette gir 6 kopper.

Å INFUSERE KOMBUCHAEN

g) Bruk en trakt, tilsett ⅓ kopp av root beer-infusjonen til hver 16-unse flaske.

h) Fyll flaskene med kombucha, og la det være 1 tomme med headspace i hver flaskehals. Tett

i) lokk på hver flaske.

j) Plasser flaskene på et varmt sted, ca 72°F, for å gjære i 48 timer.

k) Avkjøl 1 flaske i 6 timer, til den er gjennomkjølt. Åpne flasken og smak kombuchaen din. Hvis det er boblende til din tilfredshet, kjøl alle flaskene og server når de er avkjølt. Når ønsket brus og sødme er oppnådd, kjøl alle flaskene for å stoppe gjæringen.

78. Ingefær-pære-ananas Kombucha

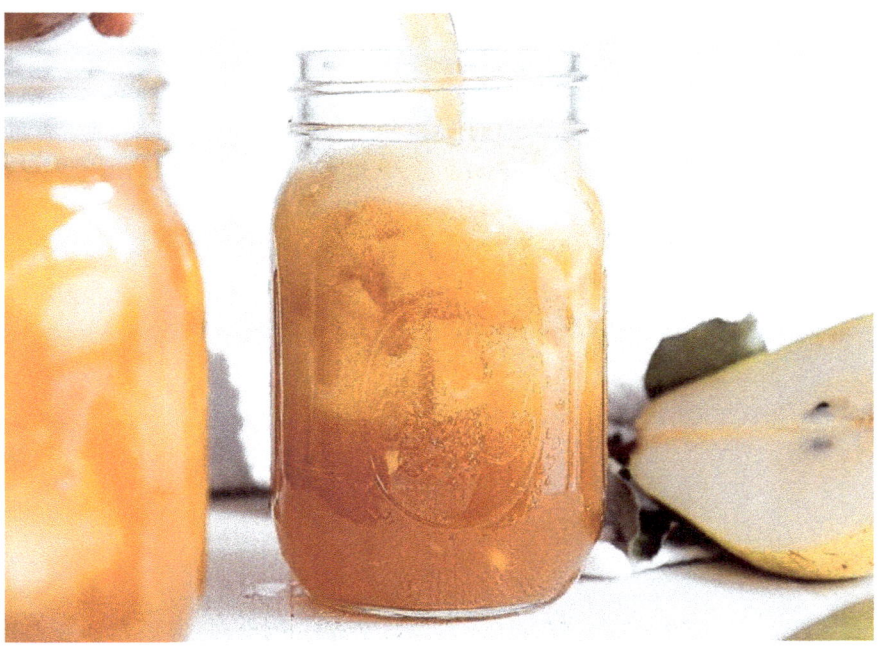

Gjør: 1

INGREDIENSER:
- 2 faste pærer, uten kjerne
- ¼ ananas, skrelt og hakket
- ½-tommers ingefærknott, uskrellet
- 4 gram kombucha grønn te

BRUKSANVISNING:
a) Juice pærer, ananas og ingefær i en juicepresse, plasser ingefæren mellom de to fruktene for å sikre at den blir fullstendig juicet.
b) Rør saften sammen med kombuchaen og server.

79. Vanilje Kombucha

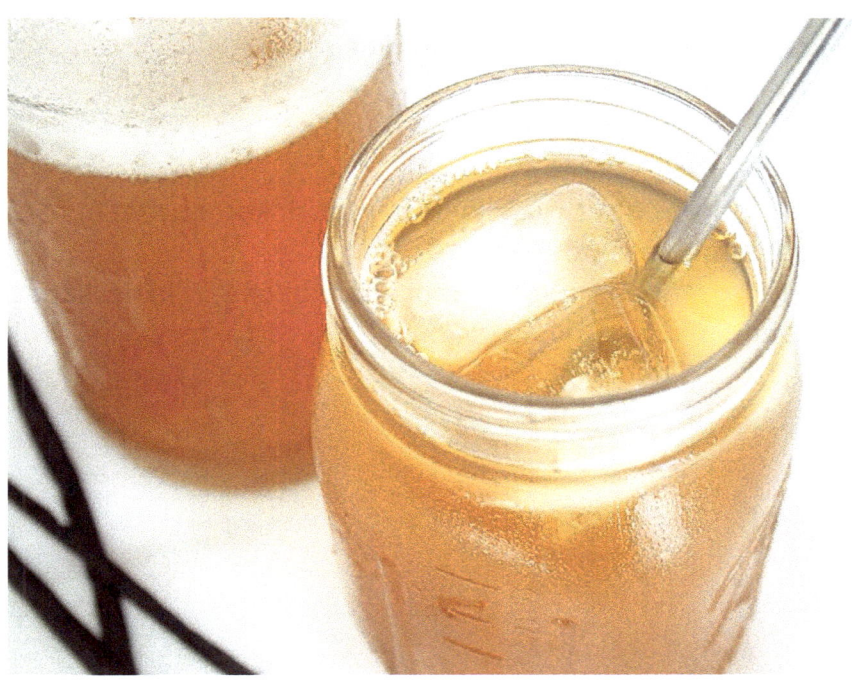

Gjør: 4

INGREDIENSER:
- 3 kopper kombucha, hvilken som helst type
- 1 ts vaniljeekstrakt

BRUKSANVISNING:
a) I en stor mugge, tilsett vaniljeekstraktet til kombuchaen, rør til det er blandet og server over is.
b) Oppbevar eventuell ubrukt vaniljekombucha i kjøleskapet i opptil 7 dager.

80. Kanel- og nellikkrydret Kombucha

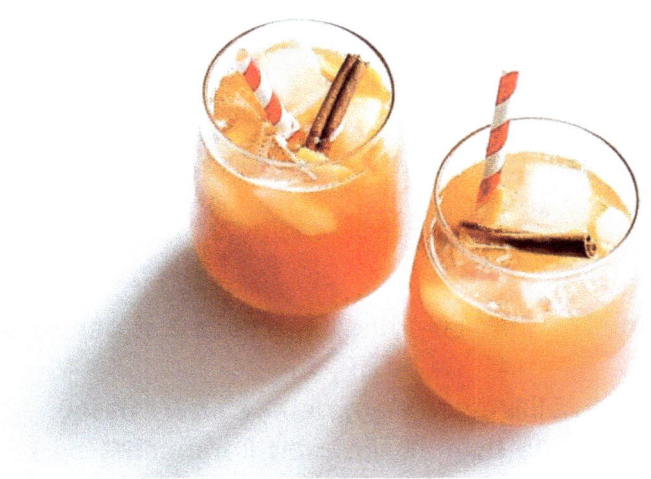

Gjør: 1 gallon

INGREDIENSER:
- 1 kopp eplejuice
- 4 kanelstenger, delt i to
- 8 hele nellik
- 2-tommers ingefærknott, skrelt og skåret i 8 tynne strimler
- 14 kopper svart te kombucha

BRUKSANVISNING:
a) Del eplejuicen mellom flaskene dine, legg til ca 2 ss per 16-unse flaske.
b) Tilsett 1 kanelbit, 1 nellik og en ingefærskive i hver flaske.
c) Bruk en trakt til å fylle hver flaske med kombucha, og la det være 1 tomme med headspace i hver flaske.
d) Forsegle tett.
e) Plasser flaskene på et varmt sted, ca 72°F, for å gjære i 48 timer.
f) Avkjøl 1 flaske i 6 timer, til den er gjennomkjølt. Åpne flasken og smak kombuchaen din. Hvis det er boblende til din tilfredshet, kjøl alle flaskene og server når de er avkjølt. Når ønsket brus og sødme er oppnådd, kjøl alle flaskene for å stoppe gjæringen.
g) Sil med en nettingsil før servering.

81. Mango og Cayenne Kombucha

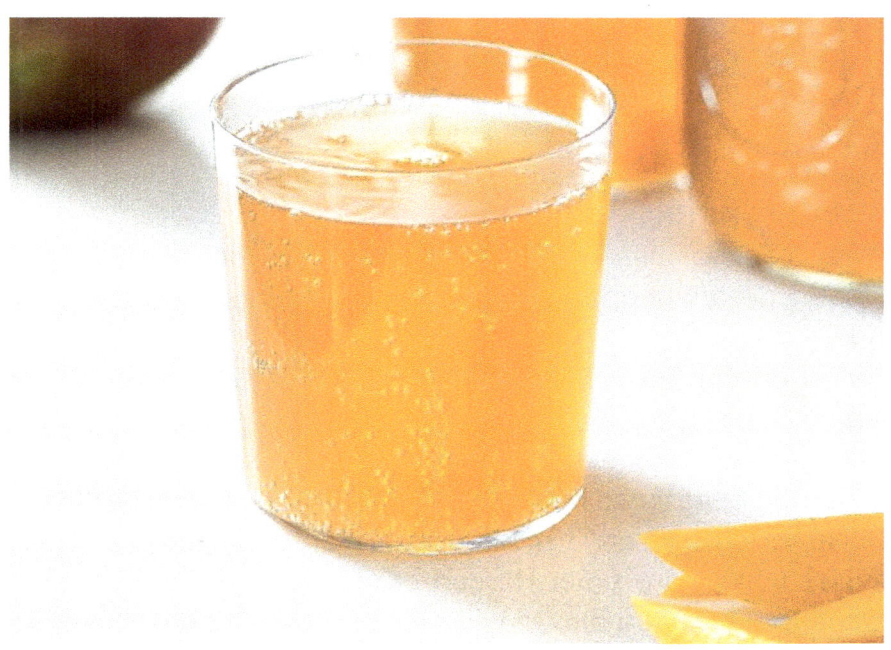

Gjør: 1 gallon

INGREDIENSER:
- 2 kopper mango i terninger
- ¼ ts kajennepepper
- 14 kopper grønn te kombucha

BRUKSANVISNING:
a) Purér mangoen i en blender eller foodprosessor.
b) Tilsett cayennepepper i mangoen og pulser noen ganger for å blande.
c) Fordel puréen mellom flaskene, tilsett ca 2 ss til hver 16-unse flaske.
d) Fyll hver av flaskene med kombucha, og la det være omtrent 1 tomme med headspace i hver flaskehals. Tett lokk på hver flaske.
e) La flaskene stå på et varmt sted, ca. 72°F, for å gjære i 2 dager.
f) Avkjøl 1 flaske i 6 timer, til den er gjennomkjølt. Åpne flasken og smak kombuchaen din. Hvis det er boblende til din tilfredshet, kjøl alle flaskene og server når de er avkjølt. Når ønsket brus og sødme er oppnådd, kjøl alle flaskene for å stoppe gjæringen.
g) For å servere, sil kombuchaen gjennom en nettingsil for å fjerne fruktkjøttet mens du heller den i et glass.

82. Spicy Bloody Mary Kombucha

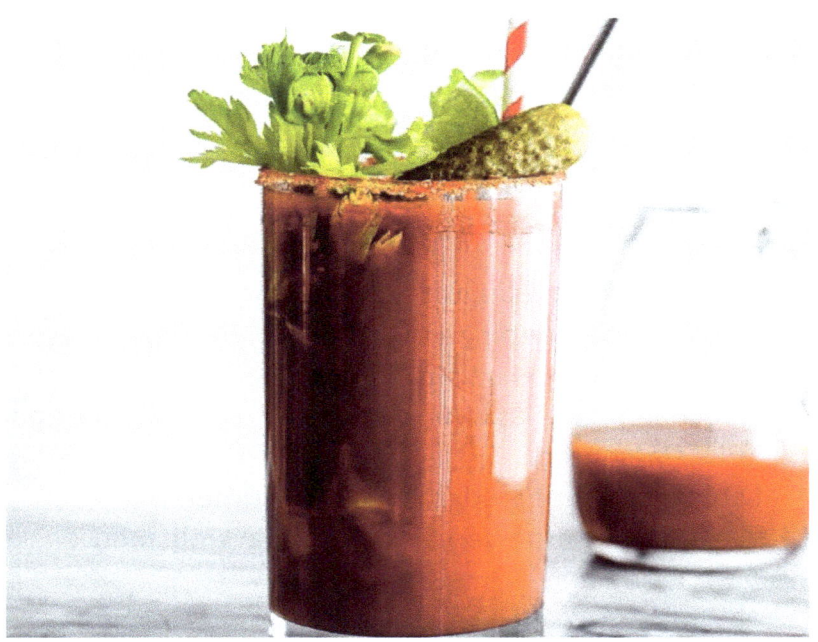

Gjør: 4

INGREDIENSER:
- 2 mellomstore tomater, halvert
- ¼ agurk i terninger
- 1 ts chilipulver
- 4 kopper svart te kombucha

BRUKSANVISNING:
a) Puré tomat og agurk i en blender i ca 5 sekunder.
b) Rør chilipulveret inn i blandingen.
c) Bruk en trakt, hell puréen i en stor krukke eller flaske.
d) Legg kombuchaen til flasken, og la det være 1-tommers headspace. Lukk glasset tett.
e) La glasset stå på et varmt sted, ca. 72°F, i 48 timer.
f) Avkjøl i minst 6 timer, og server deretter avkjølt med ønsket pynt.

83. Jordbærrose Kombucha

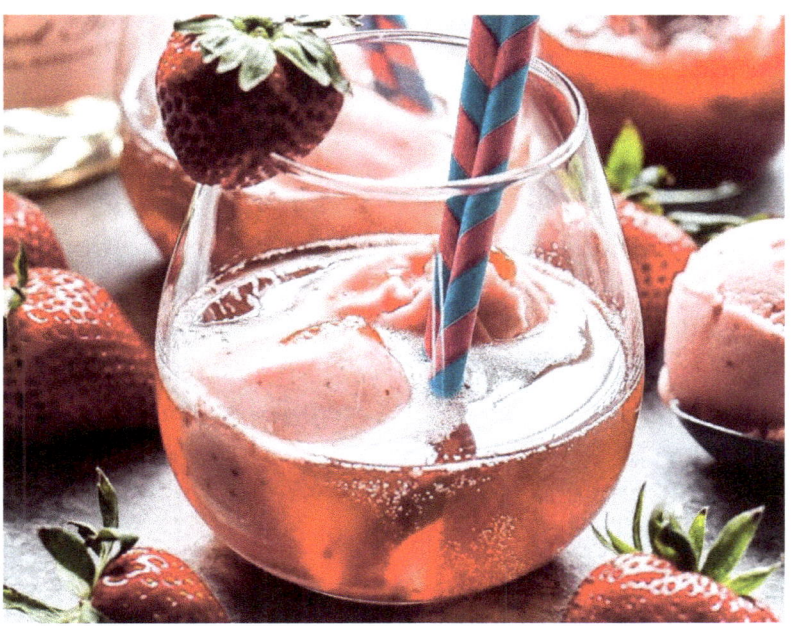

Gjør: 4

INGREDIENSER:
- 2 kopper jordbær i terninger
- 3 kopper grønn te kombucha
- 2 ts rosevann

BRUKSANVISNING:
a) I en liten bolle bruker du en potetstapper til å mose jordbærene til de er i små biter og saftige.
b) Hell de mosede jordbærene i en nettingsil satt over en krukke i kvartsstørrelse. Bruk baksiden av en skje, trykk på jordbærfaststoffene for å trekke ut så mye juice som mulig. Kast fruktkjøttet.
c) Tilsett grønn te kombucha til jordbærvæsken.
d) Tilsett rosevannet i glasset, rør og server over is.

84. Fersken Kombucha

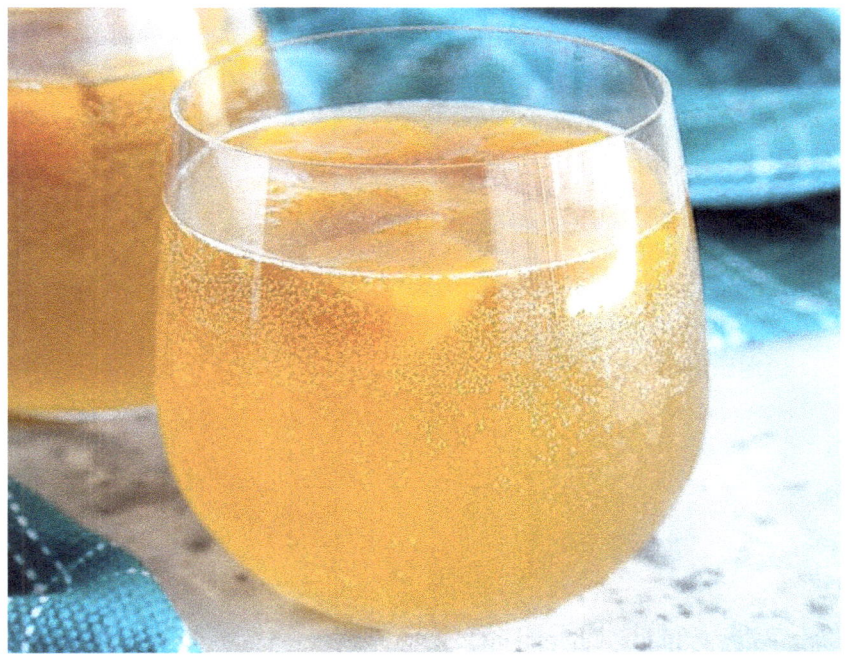

Gjør: 2

INGREDIENSER:
- 4 gram oolong eller grønn te kombucha
- 1½ kopper fersken i terninger
- 6 gram vanlig yoghurt
- Skvett rosevann

BRUKSANVISNING:
a) Kombiner kombucha, fersken, yoghurt og rosevann i en blender og kjør til en jevn masse.
b) Server umiddelbart.

85. Skarp eple-oransje Kombucha

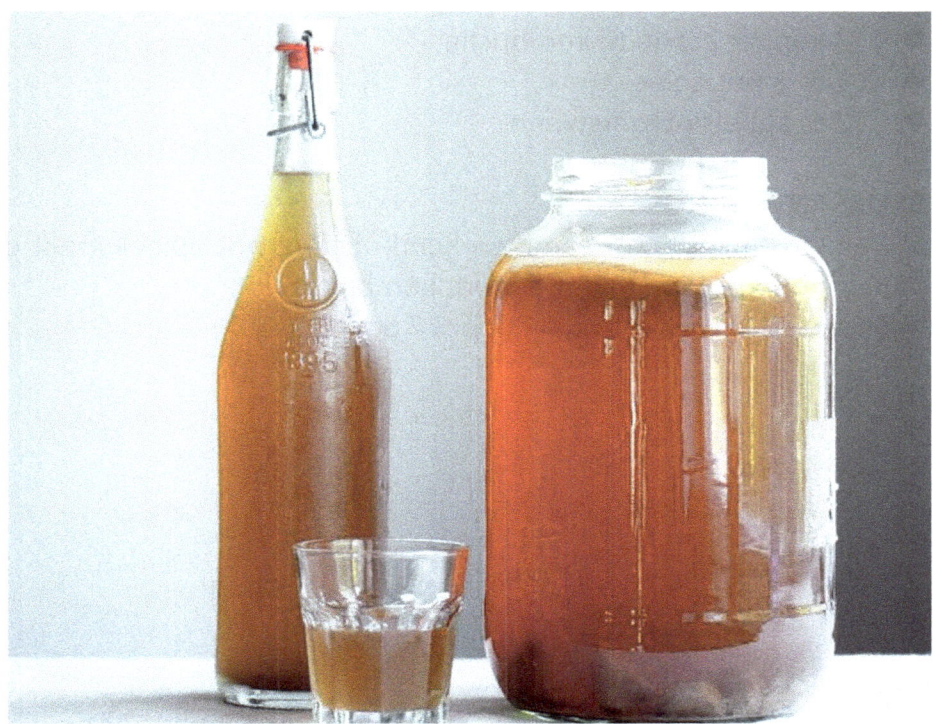

Gjør: 4

INGREDIENSER:
- 3 kopper grønn te kombucha
- 1 ts grønt epleekstrakt
- 2 ts appelsinblomstvann

BRUKSANVISNING:
a) I en stor mugge, rør sammen kombucha, grønt epleekstrakt og appelsinblomstvann til det er godt kombinert.
b) Server over is eller avkjøl i opptil 7 dager.

86. Lemonade Kombucha

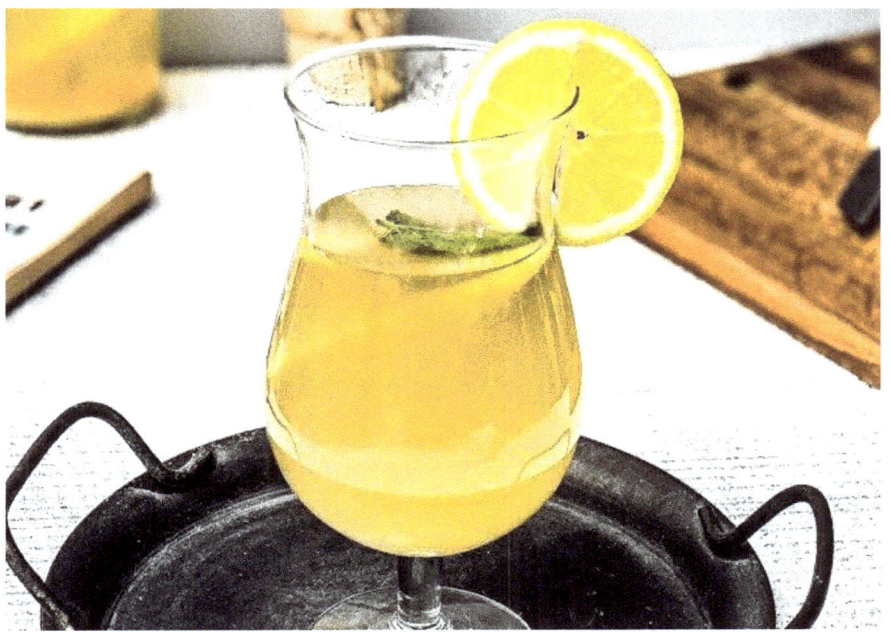

Gjør: 1 gallon

INGREDIENSER:
- 1¼ kopper ferskpresset sitronsaft
- 15 kopper grønn te eller oolong kombucha

BRUKSANVISNING:
a) Hell 2 ss sitronsaft i hver 16-unse flaske.
b) Bruk en trakt, fyll flaskene med kombucha, og la det være ca. 1 tomme med hodeplass i hver flaskehals.
c) Lukk flaskene godt.
d) Plasser flaskene på et varmt sted, ca 72°F, for å gjære i 48 timer.
e) Avkjøl 1 flaske i 6 timer, til den er gjennomkjølt. Åpne flasken og smak på kombuchaen. Hvis det er boblende til din tilfredshet, kjøl alle flaskene for å stoppe gjæringen. Når ønsket brus og sødme er oppnådd, kjøl alle flaskene for å stoppe gjæringen.
f) Sil før servering for å fjerne og kaste eventuelle gjærtråder som fortsatt er tilstede.

87. Blackberry Zinger

Gjør: 1 gallon

INGREDIENSER:
- 2 kopper bjørnebær
- 4 gram ferskpresset limejuice
- 14 kopper svart te kombucha

BRUKSANVISNING:
a) I en stor bolle bruker du en stor skje eller potetstapper til å mose bjørnebærene og frigjøre saften.
b) Overfør bærene til et gjæringskar på størrelse med gallon og tilsett limejuicen.
c) Fyll resten av karet med svart te kombucha.
d) Dekk glasset med en ren hvit klut og fest den med en gummistrikk. La glasset stå
e) gjære i 2 dager på et varmt sted, mellom 68°F og 72°F.
f) Etter 48 timer, sil blandingen for å fjerne bjørnebærfrøene.
g) Bruk en trakt, hell blandingen på flasker og tett lokk.
h) La flaskene stå på et varmt sted, ca. 72°F, for å gjære i ytterligere 2 dager.
i) Avkjøl 1 flaske i 6 timer, til den er gjennomkjølt. Åpne flasken og smak på kombuchaen. Hvis det er boblende til din tilfredshet, kjøl alle flaskene og server når de er avkjølt. Når ønsket brus og sødme er oppnådd, kjøl alle flaskene for å stoppe gjæringen.

88. Granateple Kombucha

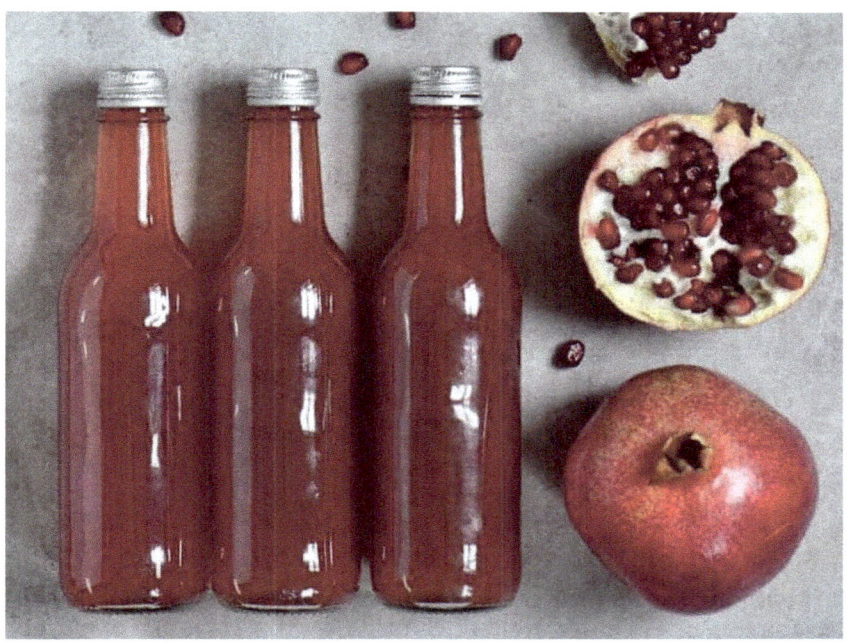

Gjør: 1 gallon

INGREDIENSER:
- 14 kopper vann, delt
- 4 sorte teposer
- 4 grønn te-poser
- 1 kopp sukker
- 1 SCOBY
- 2 kopper starter te
- 1 kopp granateplejuice, delt
- 2 ts ferskpresset sitronsaft, delt
- 4 skiver fersk ingefær, delt

BRUKSANVISNING:
a) I en stor kjele, varm 4 kopper vann til 212 ° F over middels varme, og fjern deretter kjelen umiddelbart fra varmen.
b) Tilsett de svarte og grønne teposene, rør en gang. Dekk til pannen og la teen trekke i 10 minutter.
c) Fjern teposene. Tilsett sukkeret og rør til alt sukkeret er oppløst.
d) Hell de resterende 10 koppene med vann i kasserollen for å avkjøle teen. Sjekk temperaturen for å sikre at den er under 85 °F før du fortsetter.
e) Hell teen i en 1-liters krukke.
f) Vask og skyll hendene grundig, legg deretter SCOBY på overflaten av teen og tilsett startteen i glasset.
g) Bruk en ren hvit klut, dekk til åpningen på glasset og fest den på plass med en gummistrikk. La glasset stå på et varmt sted, rundt 72°F, for å gjære i 7 dager.
h) Etter 7 dager, smak på kombuchaen. Hvis den er for søt, la den gjære i en ekstra dag eller to. Når kombuchaen smaker godt for deg, fjern og reserver SCOBY for fremtidig bruk.
i) Reserver 2 kopper kombucha til neste parti før du smaksetter resten av kombuchaen.

89. Blåbær-ingefær Kombucha

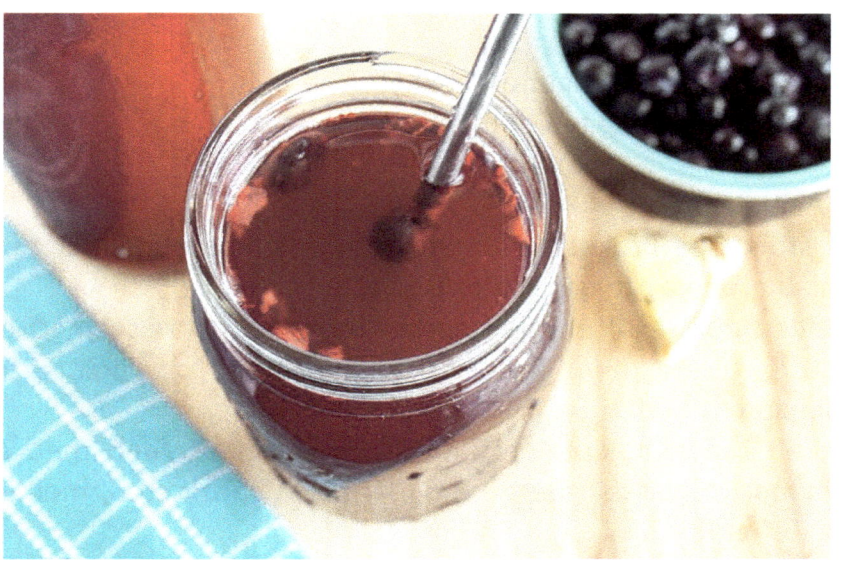

Gjør: 1 gallon

INGREDIENSER:
- 2 kopper blåbær
- ¼ kopp kandisert ingefær, hakket
- 14 kopper oolong te kombucha

BRUKSANVISNING:
a) I en stor bolle bruker du en stor skje eller potetstapper til å mose blåbærene og frigjøre saften.
b) Overfør bærene til en gjæringsbeholder på størrelse med en gallon og tilsett den kandiserte ingefæren og oolong-te-kombuchaen.
c) Bruk en ren hvit klut, dekk til krukken og fest den med et gummibånd. La glasset gjære i 2 dager på et varmt sted, mellom 68°F og 72°F.
d) Etter 48 timer, sil blandingen for å fjerne blåbær- og ingefærbitene.
e) Bruk en trakt, hell kombuchaen i flaskene og tett lokk.
f) Plasser flaskene på et varmt sted, ca 72°F, for å gjære i 48 timer.
g) Avkjøl 1 flaske i 6 timer, til den er gjennomkjølt.
h) Åpne flasken og smak på kombuchaen. Hvis det er boblende til din tilfredshet, kjøl alle flaskene og server når de er avkjølt.
i) Når ønsket brus og sødme er oppnådd, kjøl alle flaskene for å stoppe gjæringen.

90. Peach Strawberry Kombucha

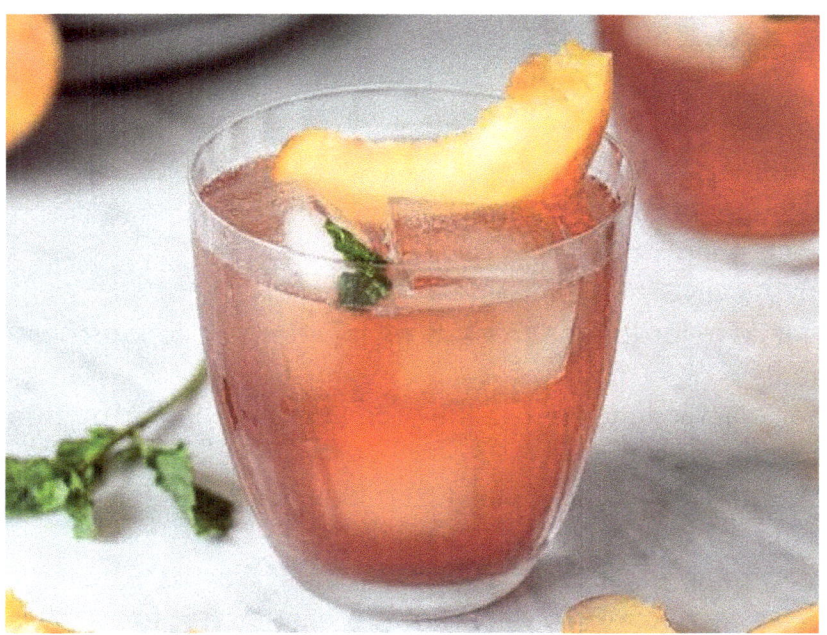

Gjør: 1 gallon

INGREDIENSER:
- 2 kopper fersken i terninger
- 4 gram jordbær
- 2 unser ferskpresset sitronsaft
- 1-tommers ingefærknott
- 14 kopper grønn te kombucha

BRUKSANVISNING:
a) Puré fersken, jordbær, sitronsaft og ingefær i en foodprosessor eller blender.
b) Overfør blandingen til en gallon-størrelse gjæringskar og tilsett grønn te kombucha.
c) Bruk en ren hvit klut, dekk til krukken og fest den med et gummibånd. La glasset stå
d) gjære i 2 dager på et varmt sted, mellom 68°F og 72°F.
e) Sil blandingen over en stor krukke eller gryte for å fjerne fruktbitene.
f) Bruk en trakt, hell blandingen på flasker og tett lokk på hver flaske.
g) Plasser flaskene på et varmt sted, ca 72°F, for å gjære i 48 timer.
h) Avkjøl 1 flaske i 6 timer, til den er gjennomkjølt. Åpne flasken og smak på kombuchaen.
i) Hvis det er boblende til din tilfredshet, kjøl alle flaskene og server når de er avkjølt.
j) Når ønsket brus og sødme er oppnådd, kjøl alle flaskene for å stoppe gjæringen.

91. Kirsebær Kombucha

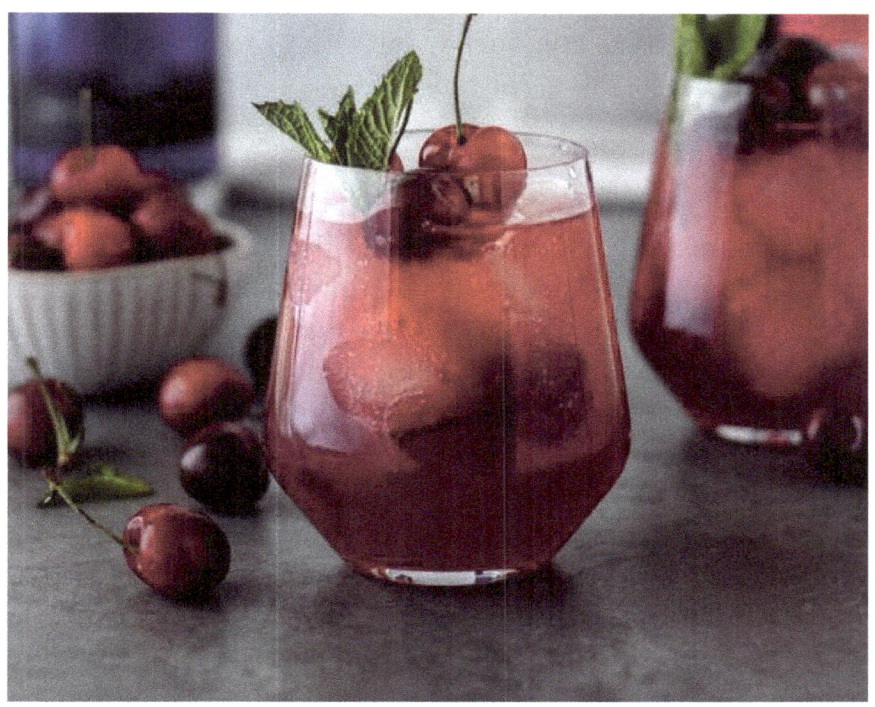

Gjør: 1 gallon

INGREDIENSER:
- 14 kopper svart te kombucha, delt
- 32 gram søte kirsebær, pitted

BRUKSANVISNING:
a) Puré kirsebærene sammen med ca. 1 kopp kombucha i en foodprosessor eller blender til de er flytende.
b) Tilsett puréen og gjenværende kombucha i en 1-liters glasskrukke og dekk den med en ren hvit klut festet med en gummistrikk. La glasset stå på benken på et varmt sted, rundt 72 °F, i minst 12 timer og ikke mer enn 24 timer. Jo lenger den trekker, jo sterkere blir kirsebærsmaken.
c) Hell kombuchaen gjennom en nettingsil over en stor krukke eller gryte for å fjerne eventuelle faste stoffer.
d) Bruk en trakt, hell kombuchaen på flasker og tett lokk. Plasser flaskene på et varmt sted, ca 72°F, for å gjære i 48 timer.
e) Avkjøl 1 flaske i 6 timer, til den er gjennomkjølt. Åpne flasken og smak på kombuchaen. Hvis det er boblende til din tilfredshet, kjøl alle flaskene og server når de er avkjølt. Når ønsket brus og sødme er oppnådd, kjøl alle flaskene for å stoppe gjæringen.

92. Drue Kombucha

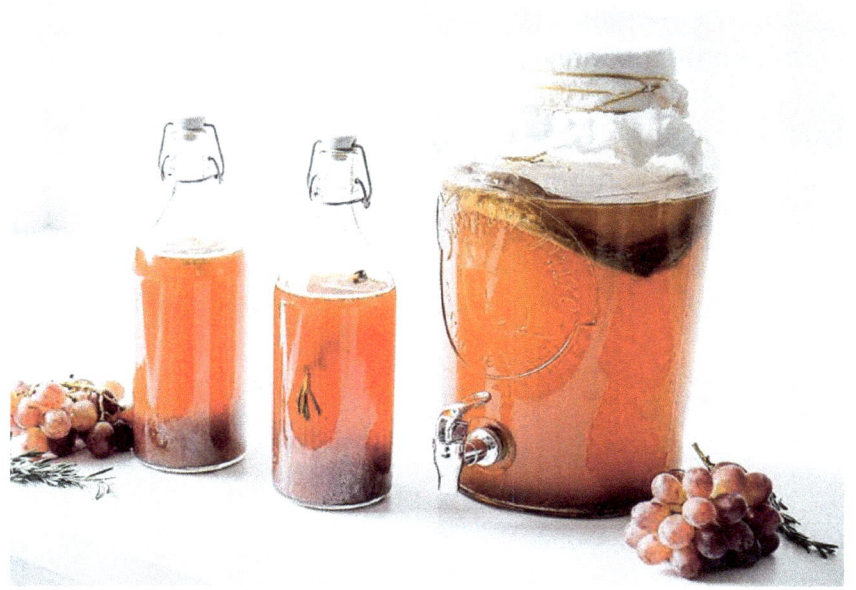

Gjør: 1

INGREDIENSER:
- 4 gram hvit eller lilla druejuice
- 4 gram kombucha, hvilken som helst type

BRUKSANVISNING:
a)   Bland juice og kombucha i et glass og server.

93. Açai Berry Spirulina Kombucha

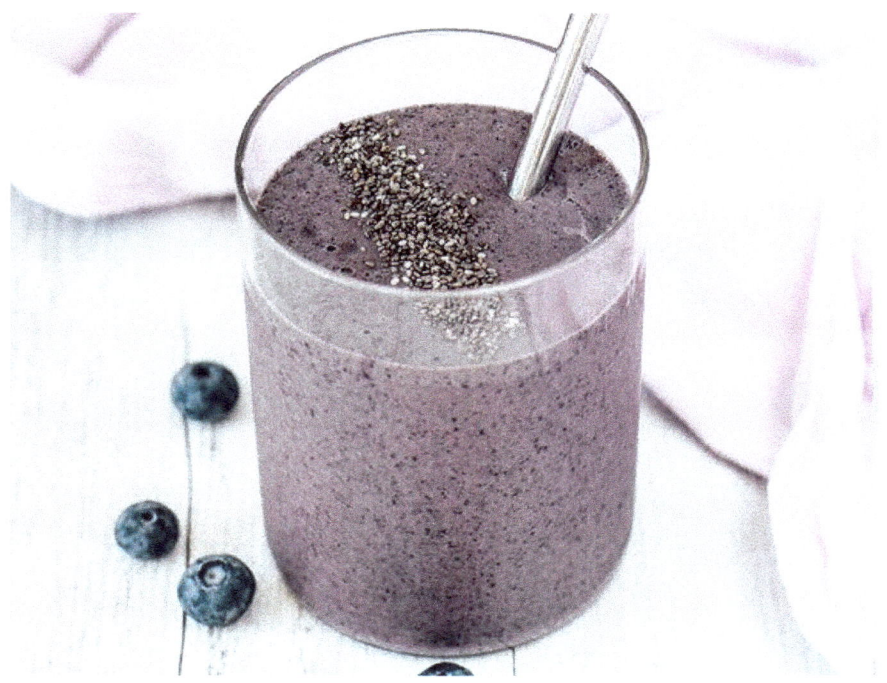

Gjør: 1

INGREDIENSER:
- 4 gram açai bærjuice
- 4 gram svart te kombucha
- ½ ts spirulina pulver

BRUKSANVISNING:
a)   Bland juice, kombucha og spirulinapulver i et glass og server.

94. Saltet-Grapefrukt Kombucha

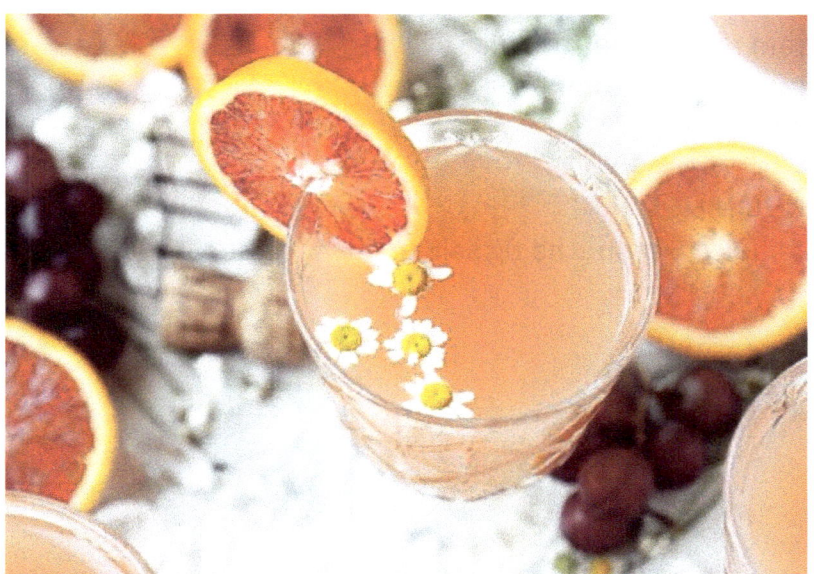

Gjør: 1

INGREDIENSER:
- 4 gram rosa grapefruktjuice
- 4 gram svart te kombucha
- Klyp havsalt

BRUKSANVISNING:
a) Bland juice, kombucha og salt i et glass og server.

95. Orange Kombucha Juice

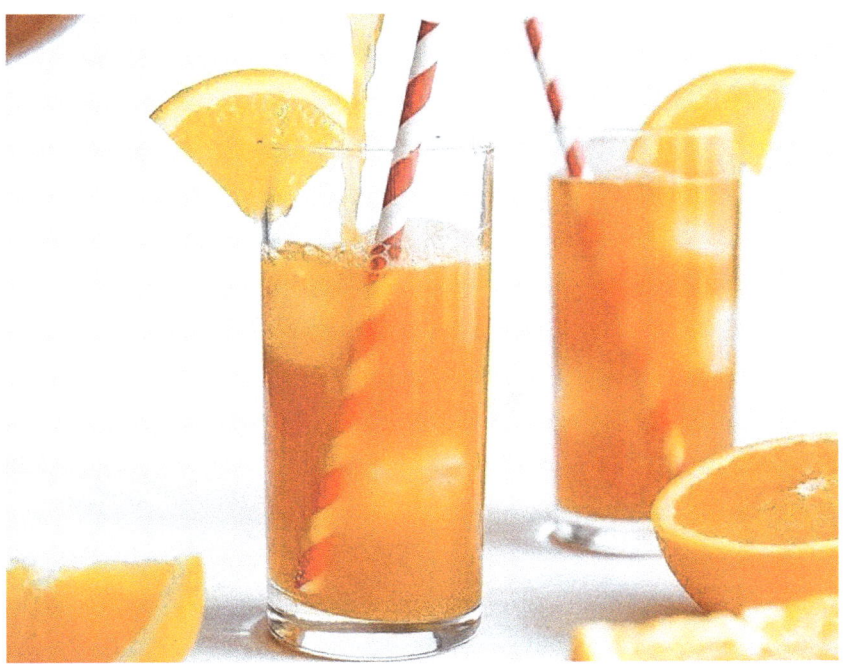

Gjør: 1

INGREDIENSER:
- Saft av 2 store appelsiner
- 4 gram svart te kombucha

BRUKSANVISNING:
a) Bland juice og kombucha i et glass og server kaldt.

96. Mandarin Kombucha

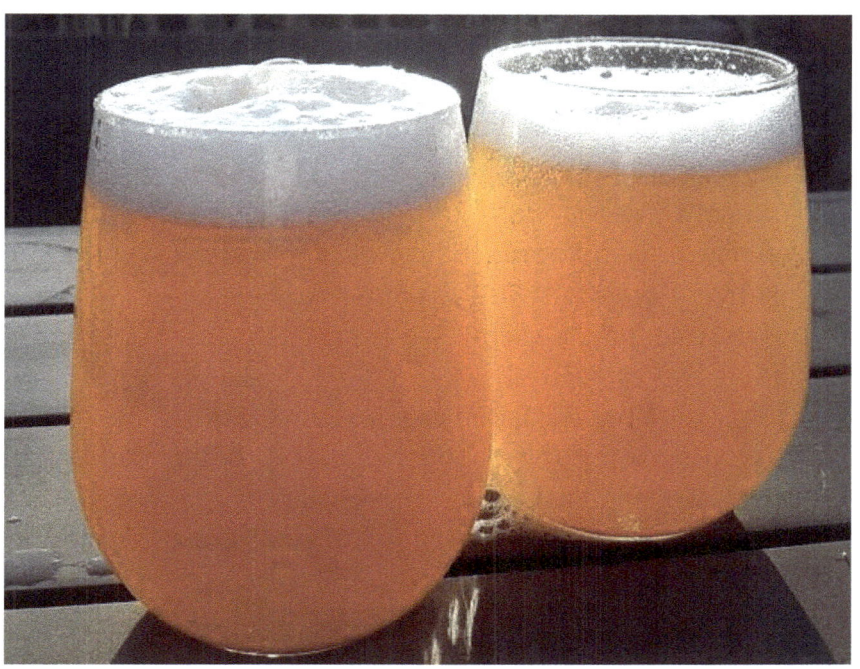

Gjør: 1 gallon

INGREDIENSER:
- 1 kopp ferskpresset mandarinjuice
- 14 kopper oolong te kombucha

BRUKSANVISNING:
a) Tilsett omtrent 2 ss mandarinjuice til hver 16-unse flaske.
b) Fyll hver flaske med kombucha, og la det være 1 tomme med headspace i hver flaskehals. Tett lokk på hver flaske.
c) Plasser flaskene på et varmt sted, ca 72°F, for å gjære i 48 timer.
d) Avkjøl 1 flaske i 6 timer, til den er gjennomkjølt.
e) Åpne flasken og smak kombuchaen din. Hvis det er boblende til din tilfredshet, kjøl alle flaskene og server når de er avkjølt.
f) Når ønsket brus og sødme er oppnådd, kjøl alle flaskene for å stoppe gjæringen.

97. Tranebær eple Kombucha

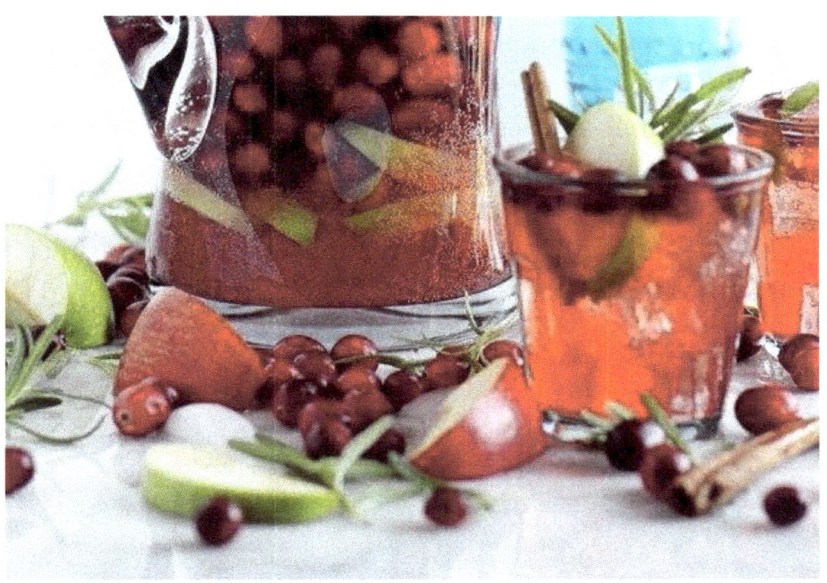

Gjør: 1

INGREDIENSER:
- 4 gram svart te kombucha
- 4 gram eplejuice
- 2 ss usøtet tranebærjuice

BRUKSANVISNING:
a) I et glass, rør sammen kombucha, eplejuice og tranebærjuice til det er godt kombinert, og nyt.

98. Einer-sitrus Kombucha

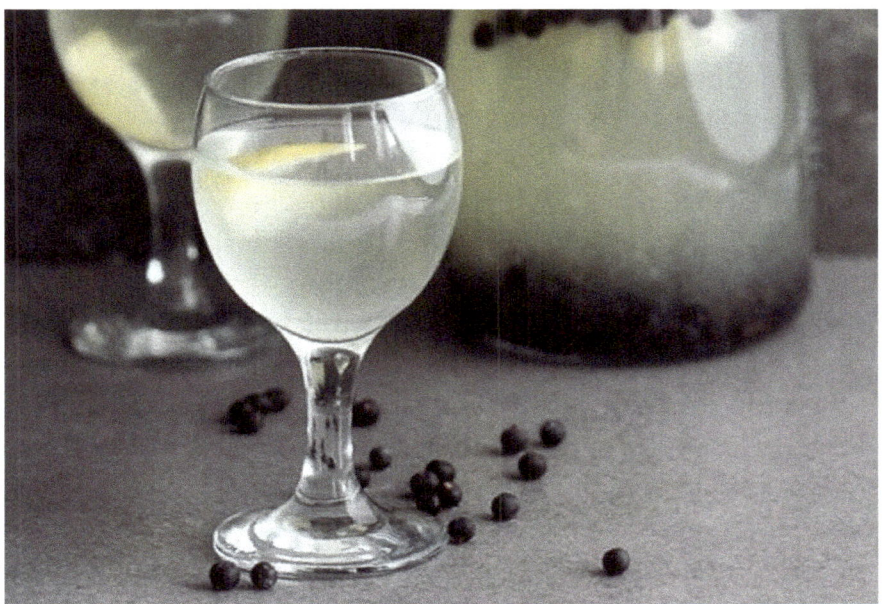

Gjør: 1 gallon

INGREDIENSER:
- 2 kopper ferskpresset appelsinjuice
- 1 ss einebær
- 14 kopper svart te kombucha

BRUKSANVISNING:
a) Tilsett ca 4 ss appelsinjuice til hver 16-unse flaske.
b) Fordel einebærene jevnt mellom flaskene.
c) Bruk en trakt, fyll flaskene med kombucha, og la det være 1 tomme med headspace i hver flaskehals. Tett lokk på hver flaske.
d) La flaskene stå på et varmt sted, ca. 72°F, for å gjære i 2 dager.
e) Avkjøl 1 flaske i 6 timer, til den er gjennomkjølt. Åpne flasken og smak kombuchaen din.
f) Hvis det er boblende til din tilfredshet, kjøl alle flaskene og server når de er avkjølt. Når ønsket brus og sødme er oppnådd, kjøl alle flaskene for å stoppe gjæringen.
g) Sil før servering.

99. Blåbær-Lime Kombucha

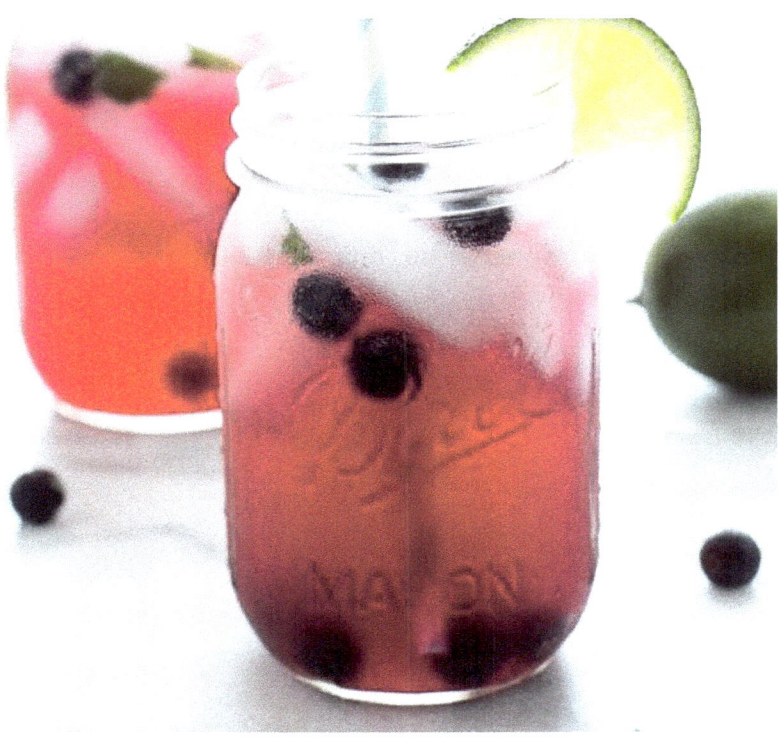

Gjør: 1

INGREDIENSER:
- 1 kopp frosne blåbær
- 4 gram svart te kombucha
- ½ frossen banan Saft av 1 lime

BRUKSANVISNING:
a) Puré blåbær, kombucha, banan og limejuice i en blender til den er jevn, ca. 10 sekunder.
b) Hell over i et glass og server.

100. Hyllebær-rosehumle Kombucha

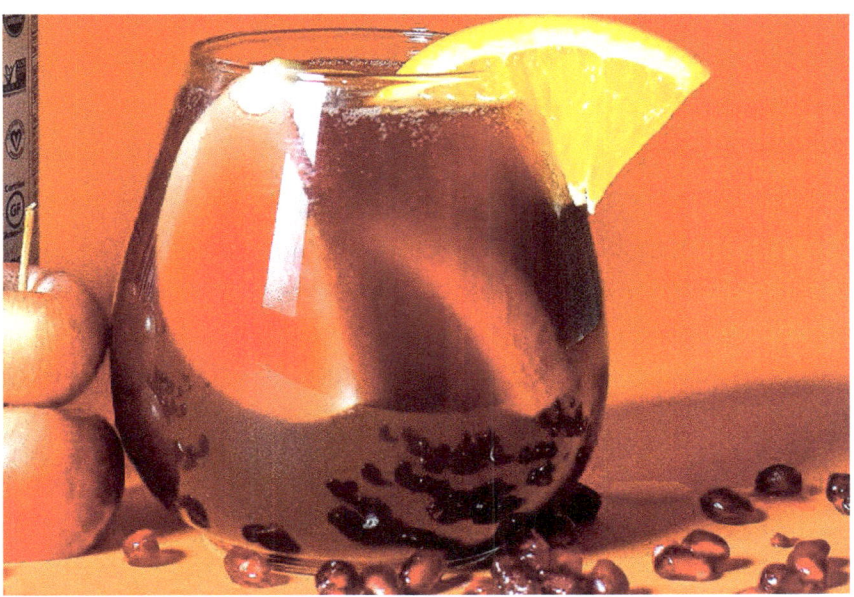

Gjør: 1 gallon

INGREDIENSER:
- 1-tommers ingefærknott
- ⅓ kopp hyllebær
- ¼ kopp rosehumle
- 15 kopper svart te kombucha

BRUKSANVISNING:
a) Skjær ingefæren i tynne, jevne strimler slik at hver flaske har minst 1 stykke.
b) Fordel hyllebær, rosehumle og ingefærstrimler mellom flaskene.
c) Bruk en trakt, fyll hver flaske med kombucha, og la det være 1-tommers headspace i hver flaskehals.
d) Plasser flaskene på et varmt sted, ca 72°F, for å gjære i 48 timer.
e) Avkjøl 1 flaske i 6 timer, til den er gjennomkjølt. Åpne flasken og smak kombuchaen din. Hvis det er boblende til din tilfredshet, kjøl alle flaskene og server når de er avkjølt. Når ønsket brus og sødme er oppnådd, kjøl alle flaskene for å stoppe gjæringen.
f) For å servere, bruk en nettingsil for å fjerne aromatene når du heller kombuchaen i et glass.

KONKLUSJON

Gratulerer! Du har nådd slutten av Kokeboken for sunn tarm. Vi håper at denne kokeboken har inspirert deg til å ta ansvar for tarmhelsen gjennom deilig og næringsrik mat. Vi tror at en sunn tarm er grunnlaget for generell helse og velvære.

Vi har prøvd å gjøre denne kokeboken så omfattende som mulig, med 100 deilige og sunne oppskrifter, sammen med nyttig informasjon om å opprettholde et sunt tarmmikrobiom og identifisere tarm-irriterende stoffer.

Vi håper at Kokeboken for sunn tarm har hjulpet deg med å få tillit til dine mage-sunne matlagingsferdigheter og at du vil fortsette å utforske nye smaker og ingredienser for å gi næring til tarmen din. Takk for at du ble med oss på denne kulinariske reisen mot et lykkelig og balansert fordøyelsessystem. God matlaging!